JN323779

力の本
Dental Overload Syndrome

内山 茂 著

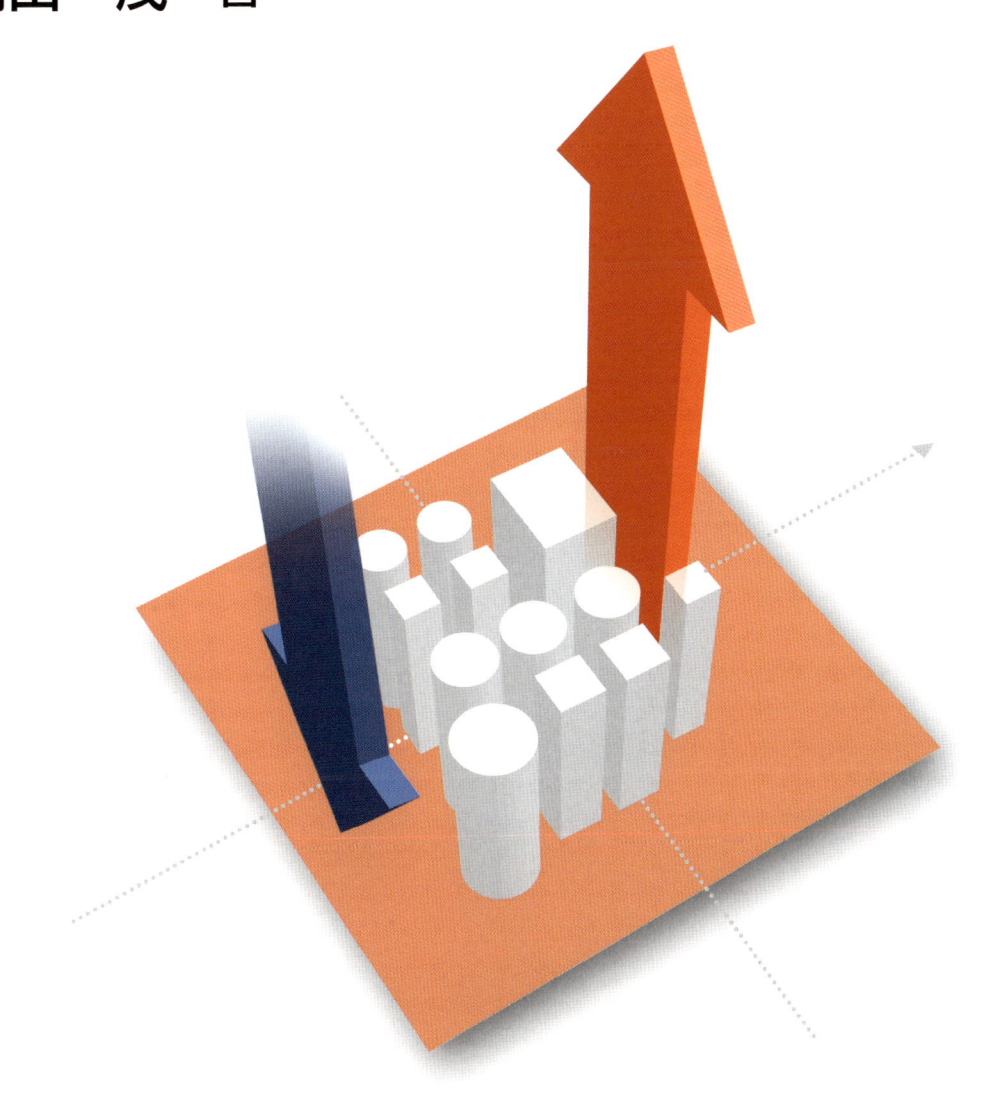

医歯薬出版株式会社

力のコントロール
歯科過剰負荷症候群／Dental Overload Syndrome

　歯科のプロフェッショナルは，よく噛める口腔を作りあげたり維持したりする一方で，噛みすぎることによって起こるさまざまなリスクに関しても，常に意識的でなければいけない．

　それを怠ると，思いがけない臨床の落とし穴にはまることになる．

　あえて誇張すれば，質の高いSPTにより炎症が十分にコントロールされた歯周組織も，慎重な試行錯誤の末の美しく調和した補綴物も，患者さんの無防備な咬合力の前では砂上の楼閣でしかない．

　よく噛めるという快適さは，噛みすぎることによって起こる顎口腔系の障害と裏腹の関係にあるのだ．

　「噛める」ことがかえって残存歯に過剰な負荷を与え，歯根の破折やセメント質剝離，さらには充塡物・補綴物の破損につながり，そのリスクは必ずしも加齢とともに衰えるものではない．

　たとえ微小な咬合力であっても，それが持続的に作用すると想定外の破壊力へとつながる．噛む力は私たちが生きるための基本であるから，本来はとても大切なものなのだが，たとえば過剰な免疫反応が病気につながってしまうように，過剰な咬合力もおおいに警戒が必要である．「力」は，「慣れ」という隙に乗じて，ちょっとしたきっかけで口腔内を激しく暴れ回る．繰り返すが，プロフェッションとしていつもそのことを意識しなくてはいけない．

　本書では，この「持続的に加わる微小な力，あるいは過剰で暴力的な咬合力によって起こるさまざまな歯科的病態」を，歯科過剰負荷症候群 Dental Overload Syndrome（DOS）と定義し，それに対処するための臨床的視点について検討してみることにする．

　この分野に関しては，すでに1991年にGene MaCoyらが発表したDental Compression Syndrome（DCS）という概念がある[1,2]．これは歯にかかる力の問題を，おもに習癖と咬合（顎関節障害を含む）の観点から論じたものだが，本書では範囲をさらに拡げて，外傷性咬合と歯周病との関連，歯列接触癖 Tooth Contacting Habit（TCH），知覚過敏や歯根破折への対応など，臨床に身近な観点からより多角的に論じてみたい．

　本書では，力の制御についてもいろいろと考察するが，実はこれがそれほど単純ではない．力は目に見えないだけに，ときとして取り返しのつかない破壊像となってはじめて私たちの前に姿を現す．

大切なことは，事後に何を行うかではなく，事前にどれだけそれを意識するかということである．

DOSに対処するためには，これが「治療→治癒」といった一連の医療の図式になじまない性質のものであり，メインテナンスを通してきわめてきめ細やかな対応を必要としていることを理解しなくてはならない．つまり，炎症のコントロール同様，歯科医師だけの力で解決するものではなく，チーム医療で対応するということが治療の原則となる．

治そうとするから解決の糸口が見えないわけで，そこに長い時間軸のなかで定期的に患者さんをお世話していくというケアの視点を組み込むことで，この分野の臨床の幅が驚くほど拡がっていくことを強調したいのである．

歯にかかる力は，加齢，嗜好，性格，筋力，歯質，咬合，ストレスなどの影響を受けながら，日々刻々と変化している．しかも，その増幅と減衰のせめぎ合いは相互に絡み合い，複雑に入り組んでいる．したがって，それらと口腔の諸問題との隠れた符号を読み解いた瞬間は，かなり興奮し，まさに推理ドラマでトリックを見破ったときのようだ．いまの私には，そういったことこそが「臨床」の楽しさと思えるのだが，はたして読者の皆さんはどうお考えになるだろうか？

文献考察などに関しては，はなはだ心もとない部分もあるが，私の三十余年の臨床経験に免じてどうかご寛容に読み進めていただきたい．

最後に，古谷野潔氏らの著書「入門咬合学」[3]から一部引用して前文とする．

「……従来，咬合について論ずる際には，咬合面の形態，具体的には咬合接触と下顎運動の関係から，咬合様式というものを主体として論じられてきた．しかし一方で，そこにかかる力の大きさや持続時間については，あまり顧みられてこなかった．今後は，咬合を咬合面の形態などの形態的要素をどのようにするかという視点とともに，個々の患者の機能的要素，すなわち力の強さとそのコントロールを視点に加える必要がある」．

なお，巻末に講演会などで受けた質問のいくつかをQ&Aとしてまとめ，読者の便宜をはかった．索引と合わせ随時ご参照いただければ幸いである．

2012年　還暦の年に　　　　　　　　　　　　　　　　　　　　　　内山　茂

力の本
Dental Overload Syndrome
CONTENTS

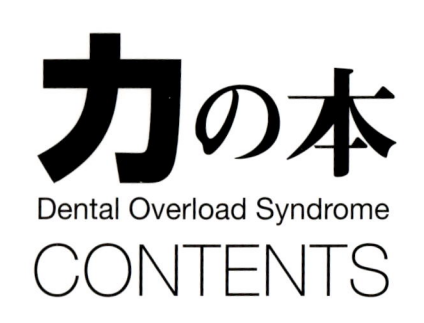

1 歯周病と咬合 ── 力を察知する Periodontitis & Occlusion

SPTにおける力のコントロール	8
咬合性外傷	10
咬合調整/歯の動揺と骨レベルの低下	12
咬合性外傷は歯周病の原因になるか？	16
歯周病の痛みに力が関係している場合	19

2 歯列接触癖 Tooth Contacting Habit

顎関節の痛みと歯列接触癖	22

3 トゥースウェア・セメント質剥離 Tooth Wear & Cementum Detachment

トゥースウェア	26
アブフラクション	28
セメント質剥離	32

4 咬耗・歯冠破折 Attrition & Crown Fracture

咬耗・歯冠破折	38

5 歯根破折 Root Fracture

歯根破折	40
破折歯の経過観察とケア型医療	48
ファイバーポストによる歯根破折予防	54

6 知覚過敏 Hypersensitivity

| 知覚過敏とブラキシズム | 56 |

7 噛みしめ Clenching

噛みしめに気づく	60
噛みしめを防ぐ	61
噛みしめから歯を守る	64

8 補綴後にかかる力 Prosthesis & Overload

| 補綴後にかかる力/Case Report | 68 |
| 術者可撤性ブリッジでトラブルに備える | 70 |

COLUMN 1 SPTにおける炎症のコントロール/歯肉の透明度に注目	20
COLUMN 2 硬い食べ物は歯によい？	25
COLUMN 3 一流とメインテナンス	73

■力についてのQ&A	74
■索　引	79
■参考文献	80
■あとがき	81

歯科過剰負荷症候群
Dental Overload Syndrome (DOS)
口腔領域に持続的に加わる
微小な力や過剰な咬合力によって起こる
さまざまな歯科的病態
(内山, 2012)

　DOSに対処するためには，これが「治療→治癒」といった一連の医療の図式になじまない性質のものであり，メインテナンスを通してきわめてきめ細やかな対応を必要としていることを理解しなくてはならない．つまり，炎症のコントロール同様歯科医師だけの力で解決するものではなく，チーム医療で対応するということが治療の原則となる．治そうとするから解決の糸口が見えないわけで，そこに長い時間軸のなかで定期的に患者さんをお世話していくというケアの視点を組み込むことで，この分野の臨床の幅が驚くほど拡がっていくことを強調したい．

1 歯周病と咬合 ── 力を察知する

SPTにおける力のコントロール

supportive periodontal therapy（SPT）とは，学術的には「歯周基本治療，歯周外科治療，修復・補綴治療により病状安定となった歯周組織を維持するための治療」[4]あるいは「動的な歯周治療の後に開始される治療のことであり，歯周治療後のメインテナンス時に適用されるだけでなく，歯周病に罹患しているにもかかわらず，全身状態やその他の理由で歯周外科処置が受けられない患者にも適用される」[5]と定義されている．日本歯周病学会の歯周治療の流れでは，SPTは**図1**に示すように治療の最終段階に位置づけられているが[6]，最新のLindheの教科書では，SPTは歯周治療後の支援ケア領域として明確に区分されている（**図2**）[7]．

具体的には，口腔内診査，生活習慣のチェック，全身状況の確認などのほかに，咬合のチェック，セルフケアのチェック，スケーリング，ルートプレーニング，専門家による口腔清掃（**表1**）などが適宜追加される．

SPTでチェックすべき二大要素は，炎症と力のコントロールである．そのうちの炎症のコントロールについては，患者さん自身によるセルフケアのほかに，歯肉縁上のPMTC，歯肉縁下のデブライドメントなど，プロフェッションが行うプラークコントロールの術式が確立され，現在多くの歯科医院で確実な成果をあげつつある[8]．

一方，力のコントロールに関しては，「病態や成り立ちが多岐にわたり，リスクの見きわめが難しいこと」や，「臨床上その実態がわかりにくく，継続した力のコントロールが困難なこと」などの理由で，いまだ未成熟な状況にあるように思われる．

その反面，院内で歯周治療が定着し，一連の動的治療が終了したあとにメインテナンスを目的に来院される患者さんが増えてくると，この力の問題がにわかにクローズアップされてくる．

歯周病の悪化に咬合が関与していることを察知するためのポイントを**表2**に示す．SPTを担当する歯科衛生士は，患者さんとの長期的な触れ合いを通して，これらの徴候を見逃さずに随時歯科医師に報告し，異常な咬合力による歯や歯周組織の破壊を未然に防ぐためのきめこまかな観察眼を身につける必要がある．

SPTの二大要素

- 炎症のコントロール
- 力のコントロール

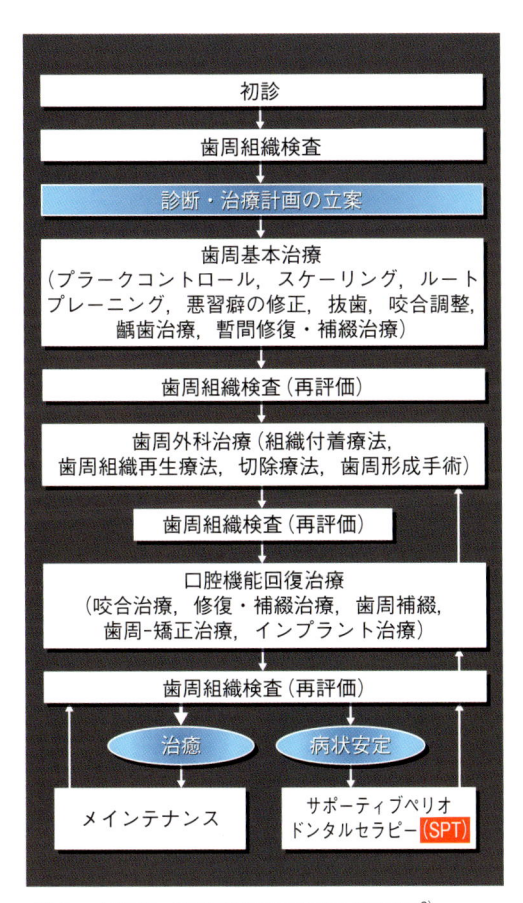

図1 中等度〜重度歯周炎の治療の進め方[6]

図2 Lindheの教科書における歯周治療の流れ．SPTは支援ケアとして位置づけられている[7]

〈表1〉SPTにおけるおもな診査項目と治療内容

- 口腔内診査
- 歯周組織検査
- 生活習慣のチェック
- 全身状況の確認
- 咬合のチェック
- セルフケアのチェック
- スケーリング，ルートプレーニング
- 専門家による口腔清掃
- （根面）デブライドメント
- 咬合調整

〈表2〉歯周病増悪への咬合の関与を察知するポイント

- 1〜2歯に限定した歯の動揺
- 臼歯部のファセット
- 金属補綴物の著しいシャイニースポット
- X線写真における歯根膜腔の拡大所見
- 咬耗
- アブフラクション
- 数歯にわたる知覚過敏
- IP（咬頭嵌合位）における早期接触
- 側方運動時の咬頭干渉，平衡側接触（バランシングコンタクト）
- 歯肉辺縁部のクレフトなど

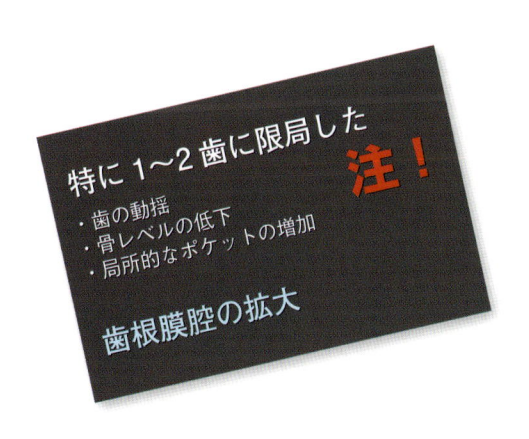

注！ 特に1〜2歯に限局した
- 歯の動揺
- 骨レベルの低下
- 局所的なポケットの増加

歯根膜腔の拡大

咬合性外傷

　咬合性外傷とは，咬合力によって生ずる歯周組織の障害であり，一次性咬合性外傷と二次性咬合性外傷に分類される．

　成書によれば，「一次性咬合性外傷は，過度な咬合力により外傷が生じたものである．二次性咬合性外傷とは，歯周炎の進行により支持歯槽骨が減少して咬合負担能力が低下した歯に生ずる外傷であり，生理的な咬合力によっても引き起こされる」[4]と定義されているが，実際にはそれらが入り組んで発現しているケースも多く見受けられる．

　臨床的には，X線像の歯根膜腔の拡大が重要な所見となる．特に，歯頸部より根尖側，応力の集中する付近の歯根膜が拡大しているようなら，外傷性咬合を疑ってまずまちがいない（歯周病によるアタッチメントロスからくる歯根膜腔の拡大は，必ず歯頸部付近から起こる）．

●咬合性外傷が生じやすい部位／大臼歯部

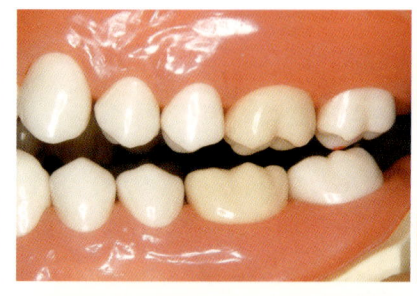

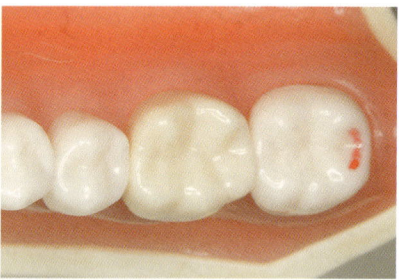

　近代人が軟らかい，精製された食物をとるようになる以前の数千年の間は，粗な，咬耗を起こすような食物が日常の食べ物であった．隣接面の接触点が摩耗し，歯が近心に傾斜するにつれて，近心移動を補うための咬合調整が絶えず必要となる（Dawson, P.E.著，下総高次ほか監訳：オクルージョンの臨床．医歯薬出版，1976，117．）

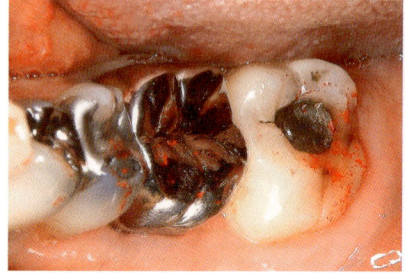

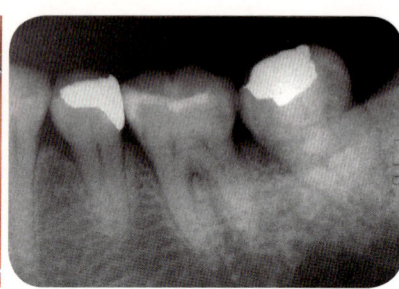

図3　側方運動時や中心滑走時に，下顎第二大臼歯の遠心咬頭や上顎第二大臼歯の舌側咬頭に早期接触が生じやすい

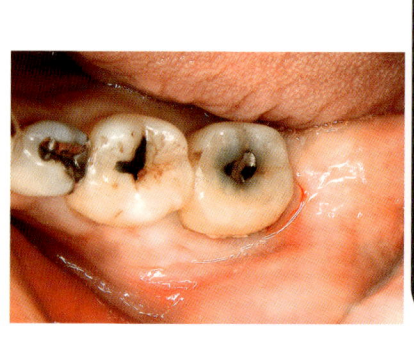

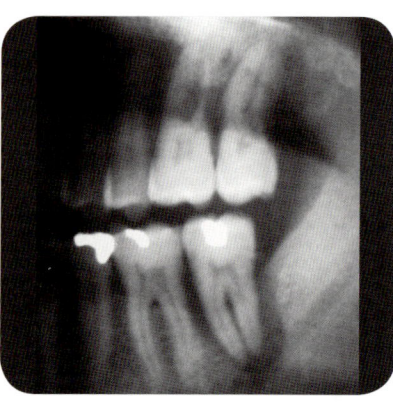

図4　58歳，男性．初診時．7⏌，⏌7に部位特異的な著しい骨破壊像がある．たしかに歯ブラシが届きにくい部位ではあるが，これが炎症だけの問題とはとても思えない．⏌7の咬耗の程度から見て，長期間にわたり外傷性の力が働いていたのだろう．このような例に出会うたびに「もっと早い時期に力のコントロールがされていたら」と考えてしまう

日常よく見かける咬合の関与が疑われる1〜2歯の部分的な増悪例を**図3〜6**に示す．

通常は歯周デブライドメントを行いながら部分的な咬合調整で対応するが，それによって新たな早期接触が別の部位に現れることもあるので注意を要する．

第三大臼歯の挺出などによるパラファンクションにも留意する．

二次性の咬合性外傷により，すでに全顎にわたり動揺や咬合痛が出ている場合の対応は，困難をきわめる．徹底したプラークコントロール，対症療法としての咬合調整，ハードタイプのスタビライゼーション型スプリントの装着などで対応するしかない．ときには病巣からの二次的な細菌感染，咀嚼筋群のストレスなどを防ぐ意味で，著しく骨吸収の進んだ歯の場合は，部分的な抜歯を勧める柔軟な姿勢も大切である．

●咬合性外傷が生じやすい部位/上顎小臼歯部

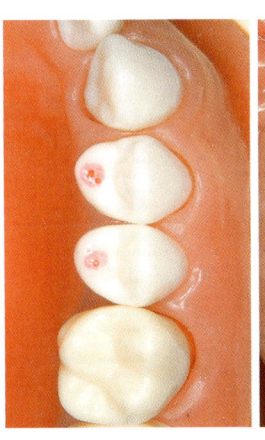

図5-1 バランシングコンタクトは上顎小臼歯口蓋側咬頭内斜面に生じやすい

図5-2 歯根が短い場合などには，強いバランシングコンタクトが原因で歯の動揺を生ずることもある．

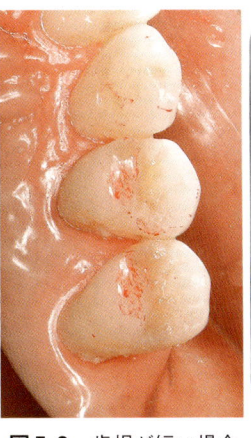

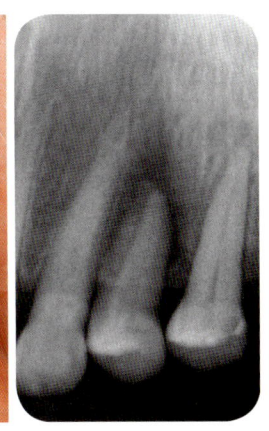

図5-3 X線写真では，応力集中部位の歯根膜腔の拡大，歯槽硬線の喪失が認められる

図6 50歳，男性．初診時．強いバランシングコンタクトが歯の破折につながる場合もある

デブライドメント
debridement：生体に外来から付着した刺激物，およびそれによって変性した組織などを除去することをいう．歯周治療においては，歯肉縁下のプラーク，歯石，汚染歯根面，不良肉芽組織を除去することをさす（歯周病専門用語集．医歯薬出版，2007.）

パラファンクション
parafunction：ブラキシズムと偏咀嚼，舌習癖，姿勢（猫背など）などの悪習癖からなる異常機能活動のこと

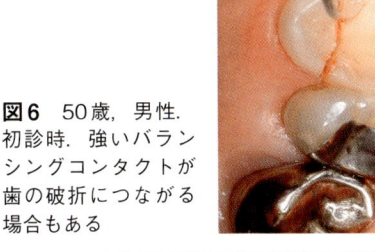

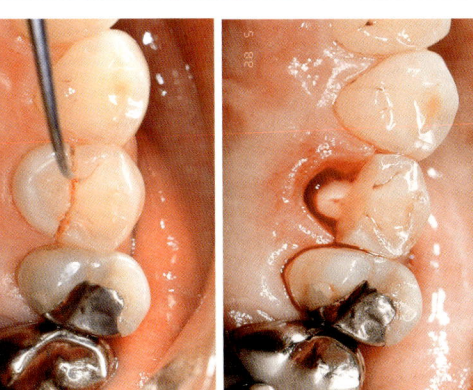

咬合調整／歯の動揺と骨レベルの低下

　1～2歯に限局した歯の動揺や骨レベルの低下が進んだときには，早期接触を疑う．特に，前歯群などの単根歯の場合は，なんらかの要因で歯の挺出が起こっている可能性が高いため，すみやかに咬合調整を行う．その際には，過剰な切削に注意するとともに，動揺歯については，指で押さえながら慎重に行う．

　臼歯部の咬合調整は，まず機能咬頭のみを削合する．その後，必要に応じて作業側咬頭の削合や平衡側の早期接触をチェックする（**図7～9**）．側方運動時の咬合調整は，原則として歯に指先を添えて行い，微妙な歯の動き（フレミタス，**図10**）を感知しながら，調整量を最小限に抑えるよう工夫する（**図11**）．

　咬合力の強さは，咬合紙を透かして見て，印記された範囲や色の抜け具合で確認する（**図12**）．

　抜歯なども含めた治療方針を決定する際に，X線写真での骨の吸収像はおおいに参考になるが，急性期は骨の石灰化度が低下していて，X線写真所見で骨の透過像が実際よりも昂進して見えることがある．即断は避け，デブライドメント，ポケット内洗浄などを繰り返し，消炎を待ってその後の方針を決定する（**図13**）．

　咬合に関連して，骨レベルの限局的な低下が起こるその他の要因としては，歯の挺出や傾斜移動にともなうフードインパクション（food impaction）が考えられる．咬合力が強い場合には，これに咬耗も認められ，病態は複雑化してくる（**図14**）．

　願わくばこのようなことが起こらないように，SPT時にわずかでもその徴候を察知して対応したい．そのためには，担当歯科衛生士は，X線写真で骨レベルだけを観察するのではなく，歯根の長さや太さ（root length & root volume）を把握しておき（**図15**），部分的にポケットが深くなったときや，フレミタスを感知したときには，すみやかに歯科医師に報告する．その後，必要に応じて，作業側の削合や平衡側の早期接触をチェックする．

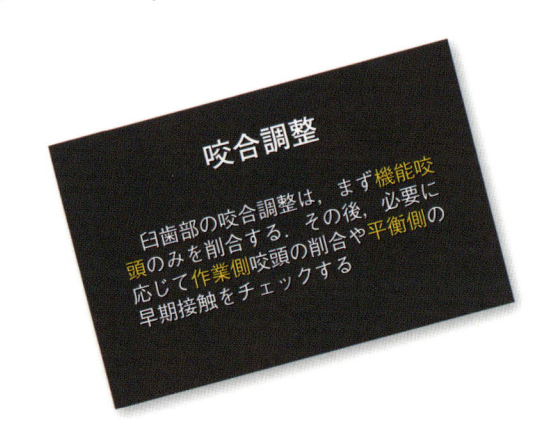

機能咬頭
functional cusp：咀嚼運動時に対合歯の咬合面窩に咬み込み，食物を咬み切り，粉砕する役割をもった咬頭．正常咬合の場合，上顎臼歯の舌側咬頭と下顎臼歯の頰側咬頭をいう

作業側
working side：咀嚼運動時または側方運動時における下顎の外側方への移動側

平衡側
balancing side：作業側の反対側

早期接触
premature contact, occlusal-prematurity：下顎の閉口運動や偏心運動時に，特定の歯がほかの歯よりも先に接触した状態

咬合調整
臼歯部の咬合調整は，まず**機能咬頭**のみを削合する．その後，必要に応じて**作業側**咬頭の削合や**平衡側**の早期接触をチェックする

●咬合調整

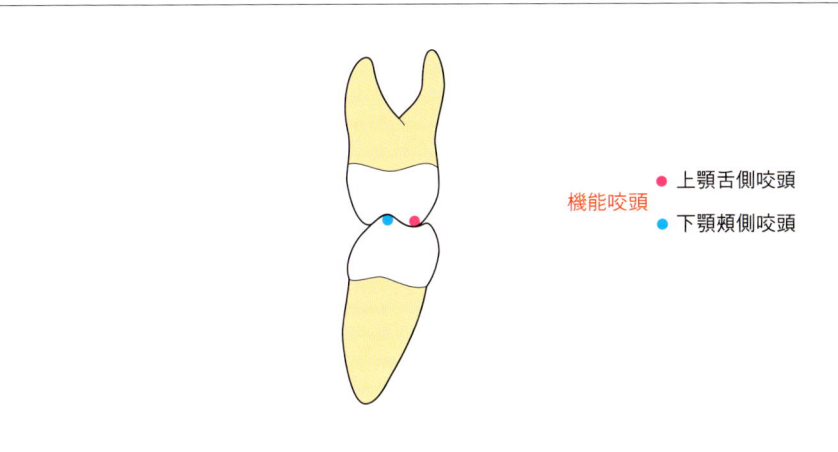

機能咬頭
● 上顎舌側咬頭
● 下顎頬側咬頭

図7 臼歯部の咬合調整は，まず機能咬頭のみを削合する．その後，必要に応じて作業側咬頭の削合や平衡側の早期接触をチェックする

●平衡側干渉の修正法[9]

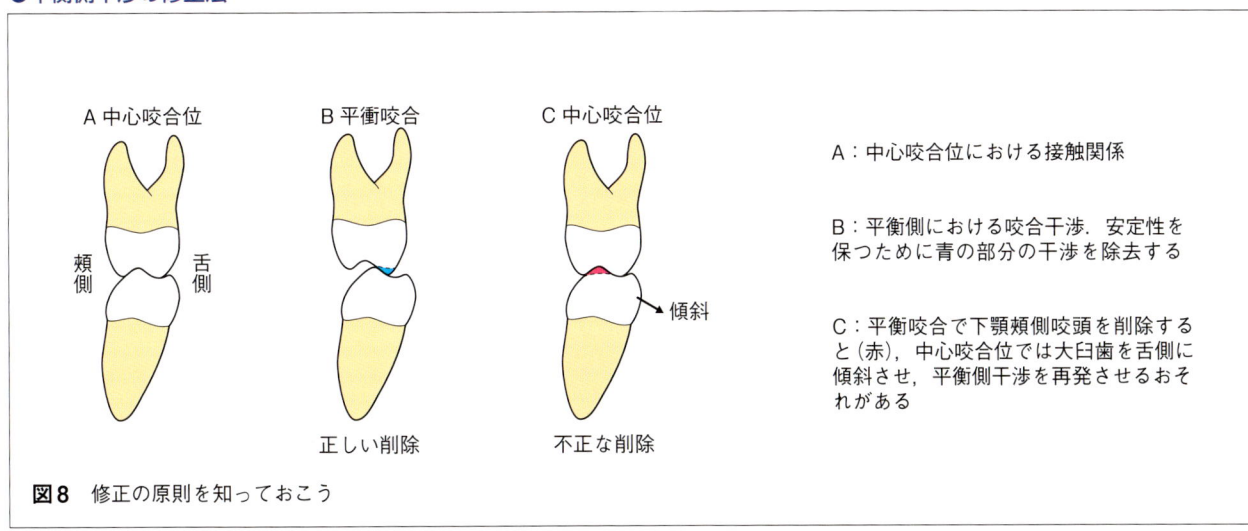

A 中心咬合位 頬側／舌側
B 平衡咬合 正しい削除
C 中心咬合位 傾斜 不正な削除

A：中心咬合位における接触関係

B：平衡側における咬合干渉．安定性を保つために青の部分の干渉を除去する

C：平衡咬合で下顎頬側咬頭を削除すると（赤），中心咬合位では大臼歯を舌側に傾斜させ，平衡側干渉を再発させるおそれがある

図8 修正の原則を知っておこう

●作業側接触と平衡側接触

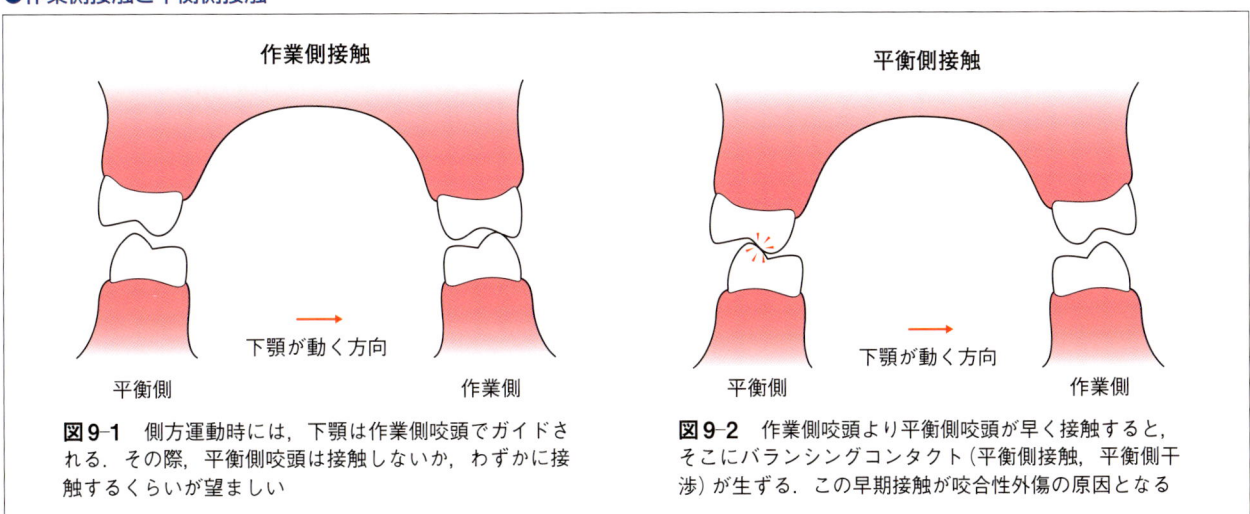

作業側接触 平衡側／作業側 下顎が動く方向

平衡側接触 平衡側／作業側 下顎が動く方向

図9-1 側方運動時には，下顎は作業側咬頭でガイドされる．その際，平衡側咬頭は接触しないか，わずかに接触するくらいが望ましい

図9-2 作業側咬頭より平衡側咬頭が早く接触すると，そこにバランシングコンタクト（平衡側接触，平衡側干渉）が生ずる．この早期接触が咬合性外傷の原因となる

● フレミタス

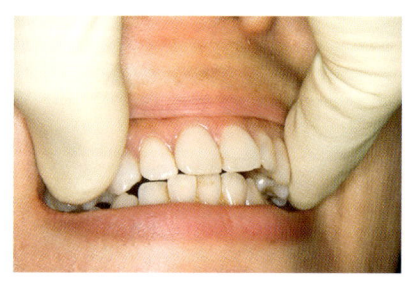

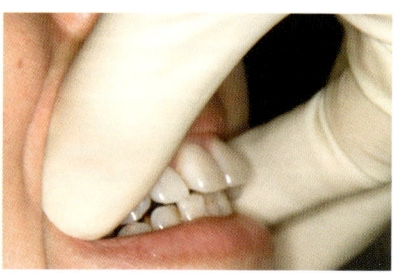

図10 上下の歯をカチカチ咬み合わせると，ある特定の歯にだけ振動がくることがあり，この振動のことを「フレミタス」という．側方運動時の咬合調整は，原則として歯に指先を添えて行い，微妙な歯の動きを感知しながら，調整量を最小限に抑える工夫をする

● 咬合調整の実際

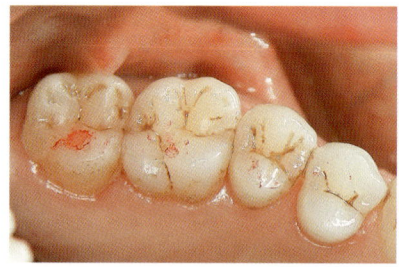

図11-1 59歳，女性．上顎右側の調整前の状態．側方運動時に，$\underline{7|}$ の舌側咬頭内斜面に強い早期接触が認められた

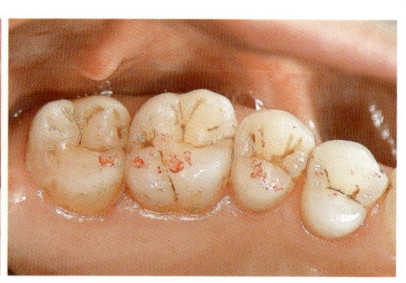

図11-2 調整後．早期接触が改善され，臼歯群が均等に接触している．削合量は0.1mmくらい．調整後の研磨も大切

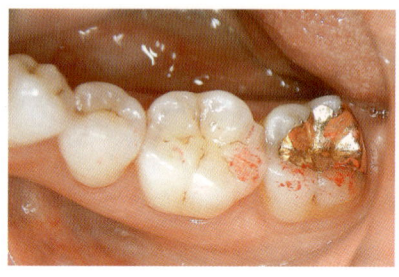

図11-3 下顎左側の調整前の状態．咬頭嵌合位で $|\overline{7}$ の遠心が強く咬み込んでいる．$|\overline{6}$ の遠心咬頭も不安

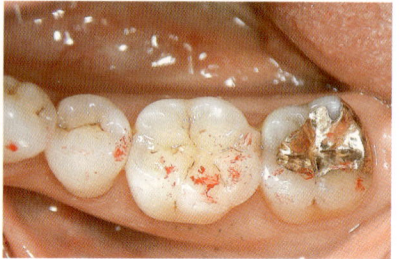

図11-4 調整後．小臼歯も含めた臼歯群がほぼ均等に当たるようになった．調整量はごくわずかだが，咬み合わせた感覚はずいぶん違う

フードインパクション（食片圧入）
food impaction：食物が咬合圧，頰，舌，口唇などの作用で，歯間空隙に押し込まれること．咬合圧による垂直的食片圧入と，頰，舌，口唇による水平的食片圧入がある

● 咬合紙の見方

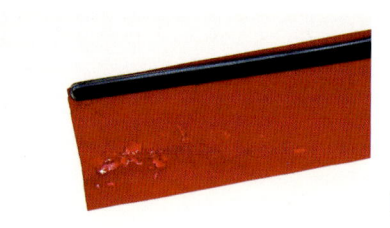

図12 咬合力の強さは，咬合紙を透かして見て，印記された範囲や色の抜け具合で確認する

咬合紙
articulating paper：インクあるいは色素を含んだワックスで表面を塗布した薄紙，またはプラスチックフィルム．上下歯列間に介在して咬合させ，その位置を歯の咬合面・舌面に印記させる．厚さは 8〜200μm までさまざまだが，30μm が一般的．通常，中心咬合の印記には赤色を，側方運動の印記には青色を用いる

●定期的なデブライドメントと咬合調整による，垂直性骨欠損の改善

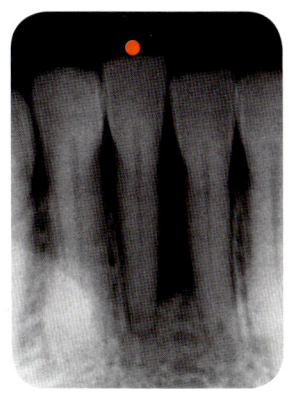

図13-1 48歳，女性．初診時．1̅唇側の腫脹と疼痛を訴えて来院．1̅に限局した早期接触がある．同歯の咬合調整とポケット内洗浄を行い，炎症の改善を図る．急性期は骨の石灰化度が低下していて，X線所見で骨の透過像が実際よりも昂進して見えることがある（1999.9.）

図13-2 1年後のSPT時．デブライドメントとあわせ，1̅の咬合調整は0.1 mmずつ行った（2000.10.）

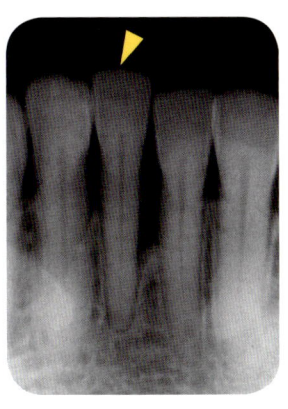

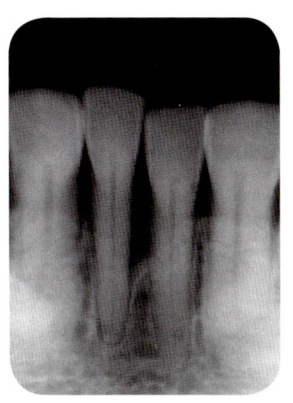

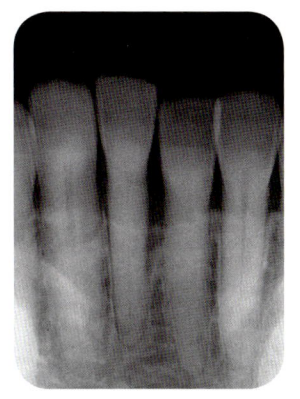

図13-3 2年後のSPT時．1̅近心の透過像がかなり改善してきた（2001.8.）

図13-4 初診から12年後．動的な治療後の，定期的なSPTの成果で，骨レベルはかなり改善しているように見える（2011.11.）

●food impaction／食片圧入の起こりやすい部位

図14 60代，女性．歯の傾斜移動にともなうフードインパクション．継続したSPTでことなきを得ているが，このような場合も早期接触や骨の吸収が起こりやすい

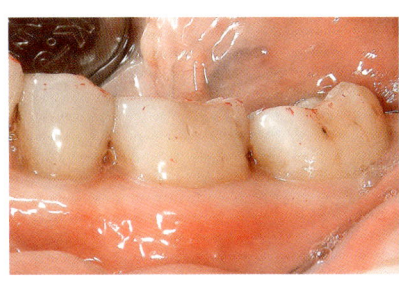

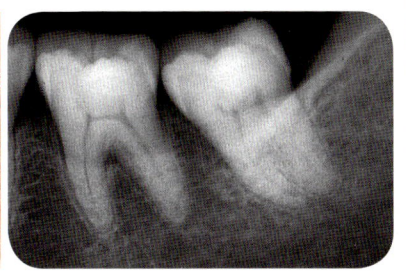

●root length & root volume／歯根の長さや大きさによって「力」が及ぼす影響は変わる

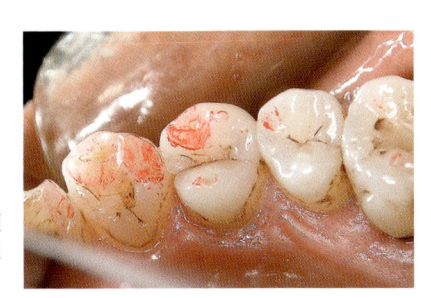

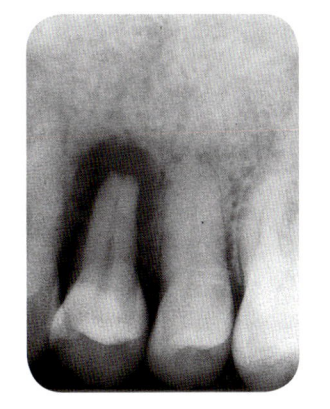

図15 56歳，男性．初診時．4̅頬側咬頭に強い作業側咬頭干渉が認められた．歯根の短い歯は早期接触の影響を受けやすい

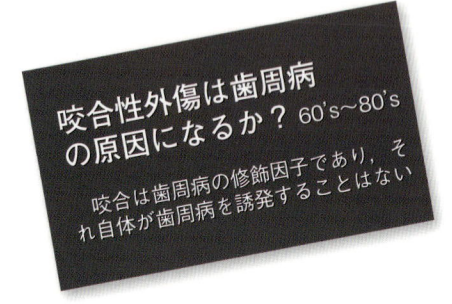

咬合性外傷は歯周病の原因になるか？

前述したように，一次性咬合性外傷は過度な咬合力により引き起こされ，二次性咬合性外傷は生理的な咬合力によっても引き起こされる（**図16**）．

歯周病における咬合性外傷は，二次性のものがほとんどと考えられるが，はたして外傷性咬合そのものは歯周病の原因になるのだろうか？

これに関しては，前世紀の後半に集中して行われたGlickmanやPolson，Lindheらの実験によって，現在は一応以下のような「結論」が示されている[10]．

① 外傷性咬合は，歯周炎を誘発しない．
② 外傷性咬合は，結合組織性付着の喪失を誘発しない．
③ 咬合は，歯周病の進行に二次的役割しかもたない．
④ まず炎症を取り除き，潜在的な咬合の因子は，その後再評価する．
⑤ 歯周病に対する歯周外科後の治癒は，動揺歯より動揺のない歯のほうが有利である．
⑥ 歯の動揺は，咬合性外傷と必ずしも同義でない．

咬合調整量に関しては，原則として0.1〜0.2mmを基準とするが，著しい二次性咬合性外傷ではこれにこだわる必要はない．むしろ大幅に削合して，自然挺出による歯周組織の再生を期待する場合もある（**図19**）．その際も，上述の病因論のとおり，継続した炎症のコントロールが前提であることを忘れてはいけない．

一次性咬合性外傷
過度な咬合力により外傷が生じたもの

二次性咬合性外傷
歯周炎の進行により，支持歯槽骨が減少して咬合負担能力が低下した歯に生ずる外傷であり，生理的な咬合力によっても引き起こされる

図16　一次性咬合性外傷，二次性咬合性外傷の定義[4]

咬合性外傷は歯周病の原因になるか？ 60's〜80's
咬合は歯周病の修飾因子であり，それ自体が歯周病を誘発することはない

FAQ
歯周炎と咬合性外傷が共存する場合は，どうしたらよいでしょうか？

？

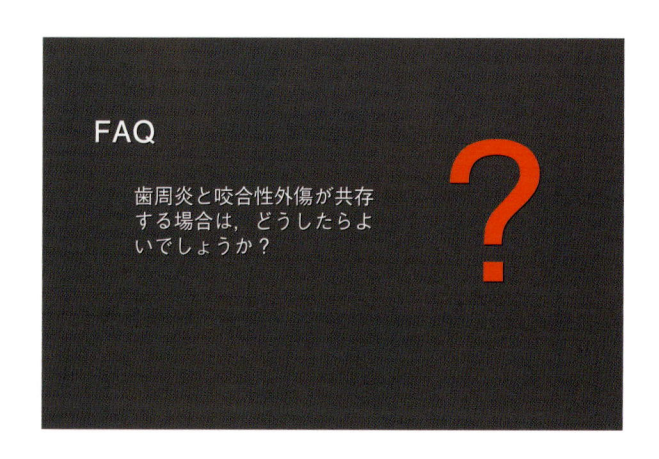

- まずは，プラークを始めとする発症性因子の除去を第一目的にする．
- 咬合調整や固定により，歯の動揺を減少させることは可能であるが，歯周組織の破壊を抑制することは不可能である．
- 実際の臨床では，「咬合干渉により著しい歯の動揺を認める場合に限り，炎症のコントロールと並行して咬合調整をする」と覚えておこう！

● 咬合性外傷による根尖部の陰影

図17-1 52歳，女性．初診時．歯周治療開始時（1991.12.）
図17-2 3年目のSPT時．あとでふり返れば，1┘近心の歯根膜腔が拡大している（1994.8.）

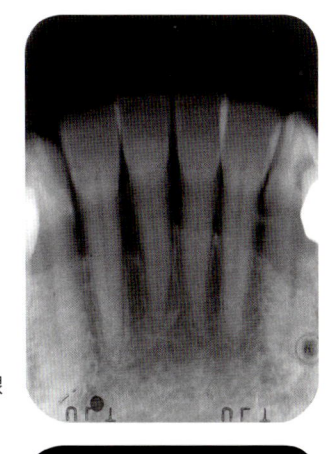

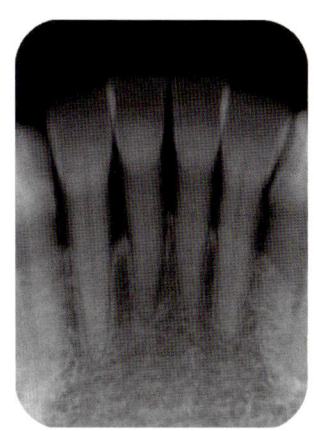

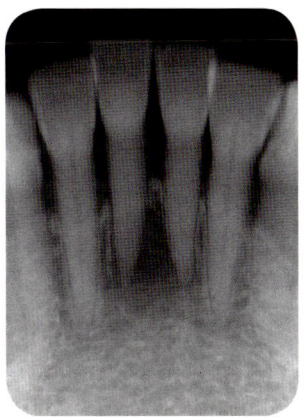

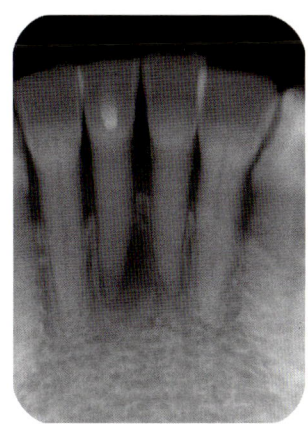

図17-3 6年目に1┘の近心付近に陰影が生じた（1997.9.）
図17-4 7年目．vital test（drilling）が＋だったため，咬合調整で経過を観察した（1998.9.）

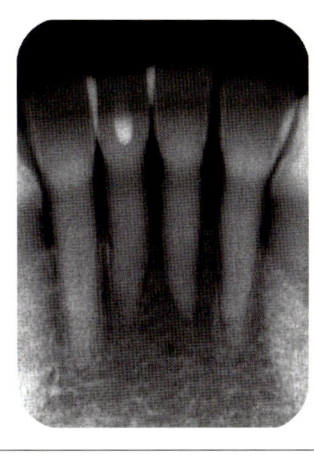

図17-5 初診から19年目．根尖部の陰影は消失している．したがって，6年目に生じた骨の透過像は，外傷性咬合由来だったと推定できる（2010.2.）

● 図17との比較症例

図18-1 └6の遠心に骨透過像がある．同部のPDは3mmで，咬合由来を疑ったが，vital testが－だったため，根管治療を行う（2010.12.）
図18-2 根管治療後，テンポラリークラウンで経過観察したところ，1年後に透過像は消失した．したがって，この透過像は根尖性歯周炎由来だったと推定できる（2012.1.）

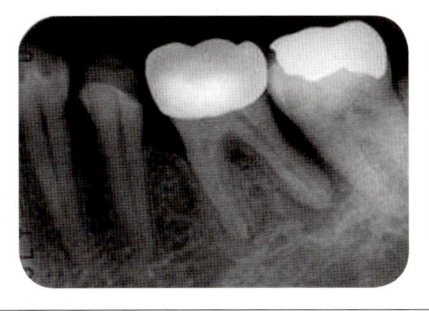

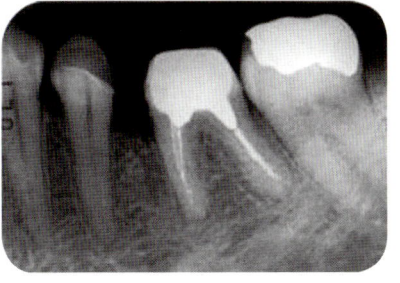

● 二次性咬合性外傷歯の咬合調整

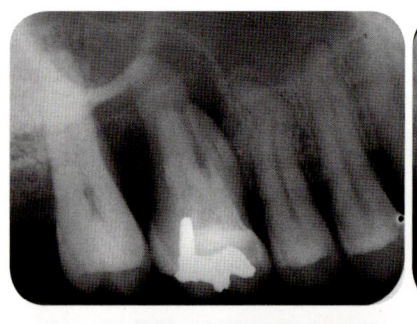

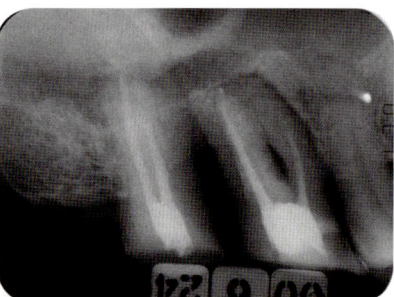

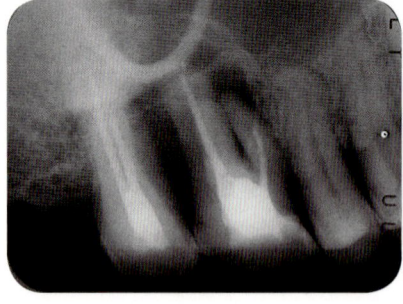

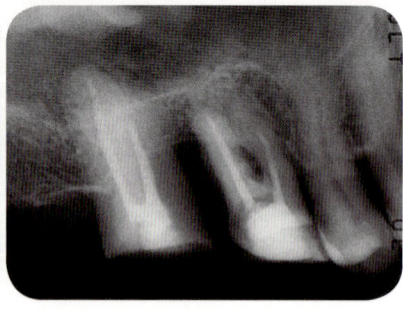

図19-1　35歳,男性.7̄6̄部に腫脹,疼痛がある.前医で抜歯を勧められたといって当院に来院した.特に6̄の骨吸収が著しい.早期発現型歯周病と思われる.歯根が長いため,保存治療を試みた(1995.4.)

図19-2　抜髄し,根管充填してグラスアイオノマーセメントで仮充填するとともに,大幅な咬合調整をした.5年経過時.自然挺出に伴う歯槽骨の改善が見られる.6̄の動揺,腫脹はおさまっている(2000.6.)

図19-3　13年後.再び骨が吸収しはじめている.デブライドメントとさらなる咬合調整で経過観察.口蓋側の歯肉が退縮しはじめていた(2008.11.)

図19-4　16年後.口蓋側の歯肉がさらに退縮し,結局,歯冠補綴の機会を逸してしまったが,歯の延命に対する患者さんの満足度は高い(2011.4.)

● 咬合性外傷への対応

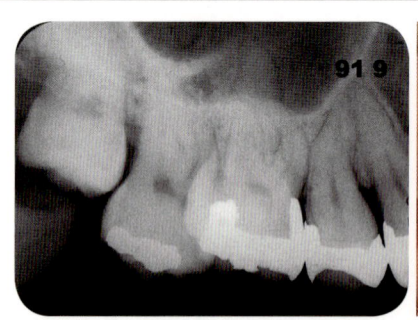

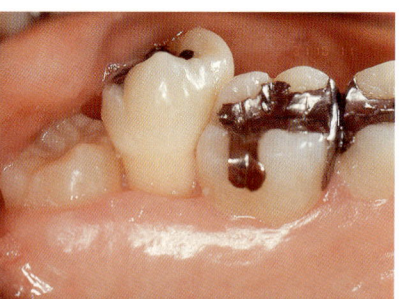

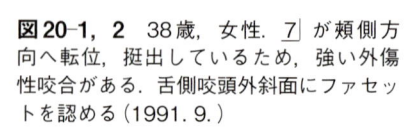

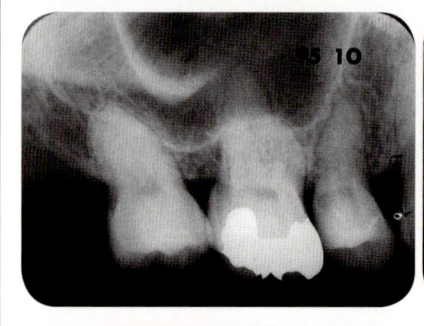

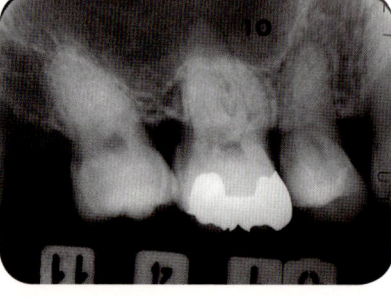

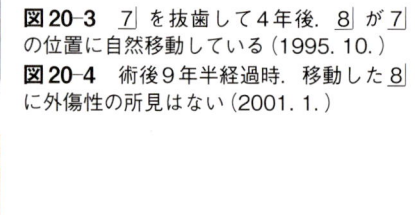

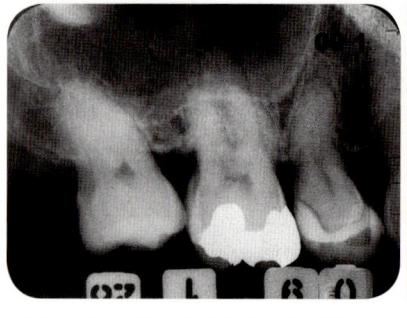

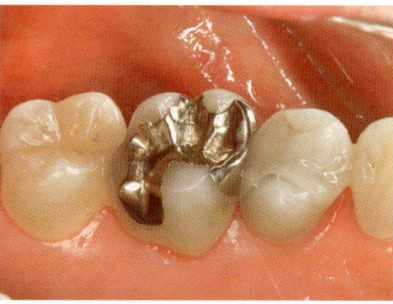

図20-1, 2　38歳,女性.7|が頰側方向へ転位,挺出しているため,強い外傷性咬合がある.舌側咬頭外斜面にファセットを認める(1991.9.)

図20-3　7|を抜歯して4年後.8|が7|の位置に自然移動している(1995.10.)
図20-4　術後9年半経過時.移動した8|に外傷性の所見はない(2001.1.)

図20-5, 6　術後18年経過時.良好に経過している(2009.1.)

歯周病の痛みに力が関係している場合

さまざまな理由でやや妥協的なSPTが続いている患者さんに，過剰な咬合力が原因で歯の痛みが生ずることがある．

歯周ポケットが十分に管理されていない場合は，逆行性歯髄炎を疑いがちだが，とりあえず咬合由来の歯周病の急性発作と考え，来院時にすぐに抜髄処置をせず，咬合調整を行い，温水に消炎剤を混入した液でポケット内洗浄を行った後，投薬でしばらく様子をみる．これにより，次回来院時には症状が緩解していることも少なくない．

このステップをスキップしていきなり抜髄に踏み切ると，痛みの強い患者さんでは緊張度が高く，麻酔も効きにくいことが多いため，過剰な麻酔液による反応で，予想外に広範囲な歯周組織破壊を招くことがある（図21）．

> **逆行性歯髄炎**
> ascending pulpitis：上行（昇）性歯髄炎ともいい，歯髄の感染あるいは炎症が，根尖側方向から歯冠側方向へ上昇性に波及して生じた歯髄炎

●咬合由来と思われる痛みに対して抜髄処置がなされ，急激な歯槽骨破壊が生じた例

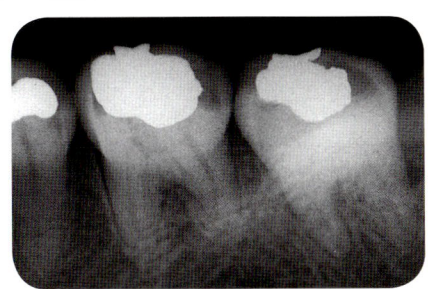

図21-1 58歳，女性，全身状態などの理由でやや妥協的なメインテナンスが続いていた．「噛みしめ」があるためスプリントを入れ，2〜4ヵ月おきのリコールを勧めた（1993. 11.）

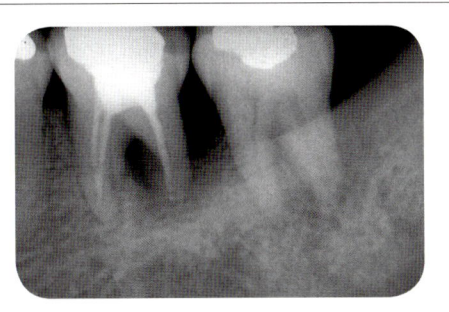

図21-2 年半ほどリコールが途絶えて，再来院した時の状態．骨の急激な吸収に驚く．6| に冷水痛があり，他医で抜髄の治療を受けたとのこと．その後も激痛が消えないために残念ながら抜歯となった．咬合由来の歯周病の急性発作ではなかったか？（1997. 11.）

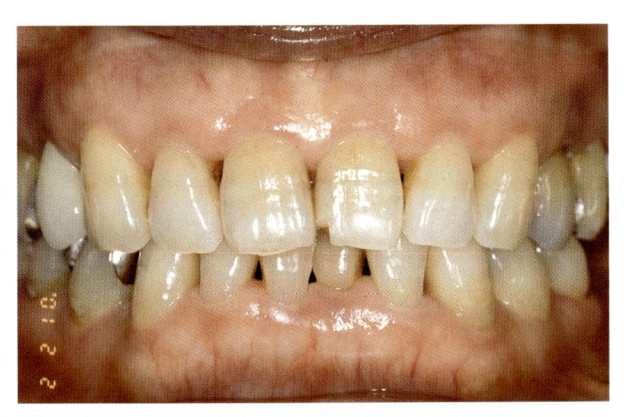

図21-3 その後は真面目にSPTに応じてくれているが，たびたび歯冠破折や部分的な咬合痛を起こす．根面の知覚過敏にはフッ化物塗布で対応している（2001. 2.）

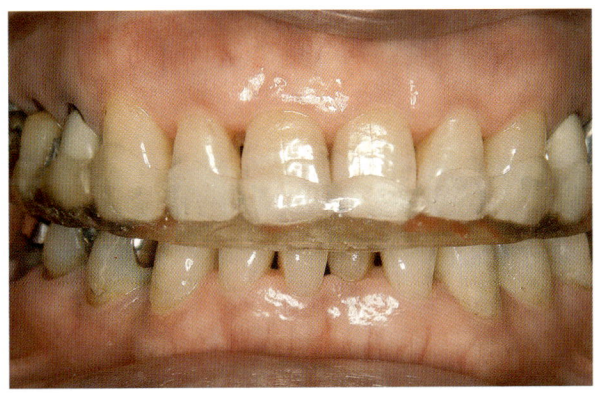

図21-4 初診から20年目，38回目のリコール時．夜間のスプリントは2〜3年おきに作り替えている．右上小臼歯部にアブフラクションが認められるようになってきた．日中の噛みしめや硬い食べ物に注意するよう繰り返し指導している（2012. 6.）

COLUMN 1

SPTにおける炎症のコントロール／歯肉の透明度に注目

●歯肉の透明度

　「SPTが続くと，徐々に歯肉の透明度が増していく……」といっても，"透明度"は測定不能であるし，学術用語でもないので，まずは理解してもらえない．通じるのは当院のスタッフとの間でだけだ．この言葉をキーワードにして，ぜひSPTの威力を感じてほしい．そこで本欄では「力」の話題からしばし離れて，炎症のコントロールによる歯肉の経時的な変化を見ていただこうと思う．

●PMTCとデブライドメント

　用いるおもなテクニックは，歯肉縁上はPMTC，歯肉縁下はデブライドメント．PMTCでは歯面を傷つけないために，できるだけ粒子の細かいペーストを用いる．歯肉縁からの出血やアタッチメントロスに対しては，軟毛のワンタフトブラシやエキスプローラー，刃先の柔軟なスケーラーなどで，慎重にデブライドメントを行い，最後に各種含嗽剤をぬるま湯に溶かして，ミニュームシリンジなどでゆっくりと水圧を加減しながらポケット内を洗浄する．

　歯石の再沈着に対してはすみやかにSRPを行うが，この際に過度のルートプレーニングでセメント質を損傷しないよう気をつける．最後に，知覚過敏，根面齲蝕の予防のためにフッ化物入りのジェルを塗布して終了する．

●SPTの間隔と突然の未来院への対応

　SPTの間隔についての文献的な定説はないが，通常3～4ヵ月を基準に，その人のリスクに応じて調整する．

　最初は短く設定し，安定していれば間隔を延ばしていくが，一度決めたら不変というものではない．重度の歯周病や全身疾患など，さまざまな理由で十分な歯周治療ができない方の場合には，短めに設定する．

　突然来院されなくなった方については，カルテ整理の際に，受付がピックアップし，一人ひとり院長である私がチェックするようにしている．ほとんどの場合はそのまま経過をみるのだが，なかには全顎補綴をした方などのようにぜひメインテナンスしたい方もあり，電話などで連絡することもある．また，担当歯科衛生士と相談することもある．

　なお，そのようなケースが頻繁に起こっているような場合には，医院サイドに何か原因があるかもしれない．メインテナンスのシステムや技術面について，じっくり検討してみよう．

●45歳，女性

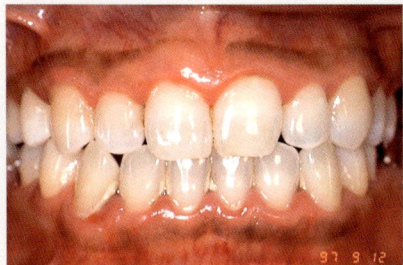

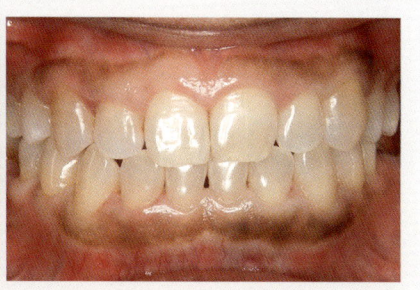

1997.9. 初診時　　1999.9. 2年後　　2011.11. 14年後

●34歳，女性

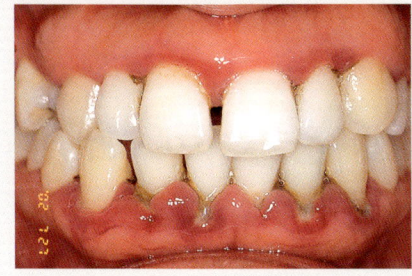

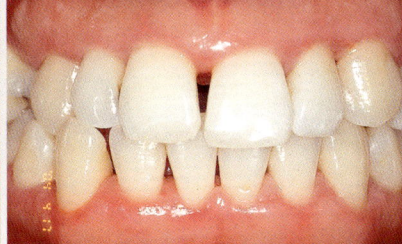

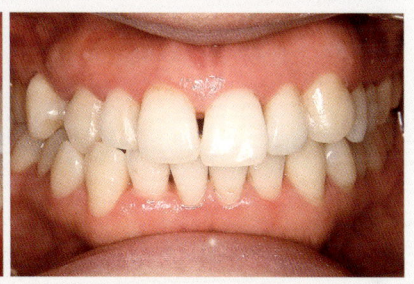

2002.7. 初診時　　2004.4. 2年後　　2012.1. 9年後

●54歳，男性

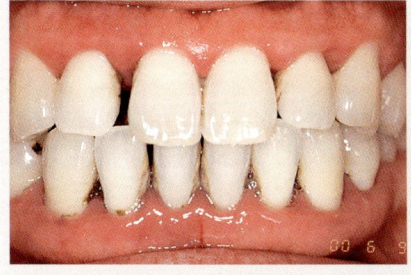

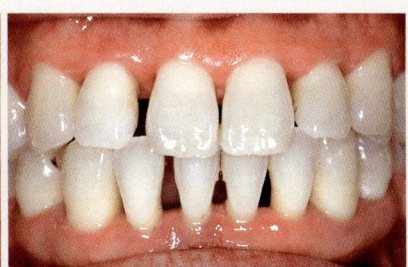

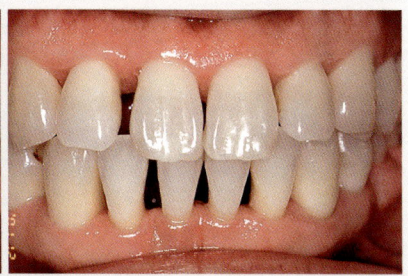

2000.6. 初診時　　2000.10. 4カ月後　　2001.12. 1年後

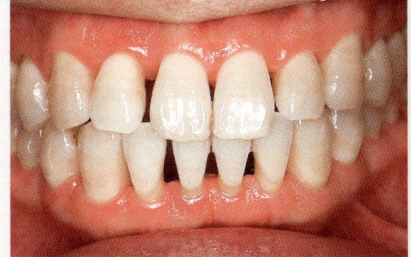

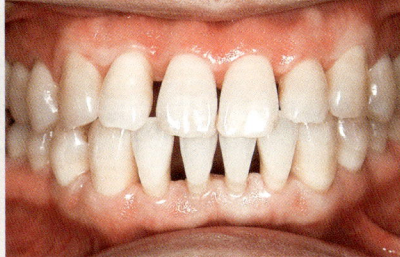

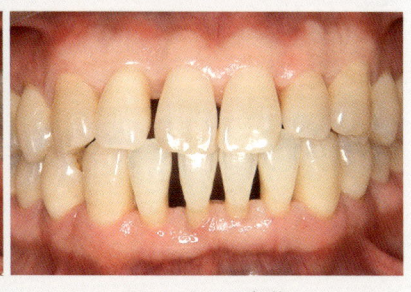

2006.11. 6年後　　2008.10. 8年後　　2011.8. 11年後

●35歳，男性

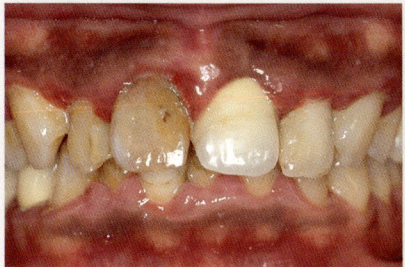

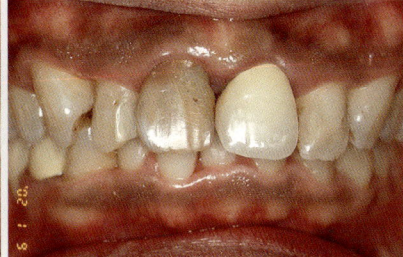

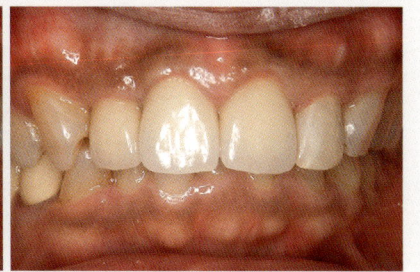

2000.9. 初診時　　2002.1. 2年後　　2012.4. 11年後

（担当歯科衛生士：波多野映子）

2 歯列接触癖
Tooth Contacting Habit

顎関節の痛みと歯列接触癖

　咬み合わせに関係した顎関節の痛みの原因として，歯列接触癖（tooth contacting habit；TCH）が報告されている[11,12]．

　TCHとは，歯の機能時（咀嚼，会話，嚥下を合わせ加算しても接触時間は1日17.5分）以外の時間にも上下歯列を接触させる習癖のことである．

　これがあると，強い嚙みしめなどを行わなくても，歯が接触しただけで咬筋や側頭筋の活動が高まり，筋の疲労や顎関節の圧迫を引き起こす．

　さらに，関節への血液供給が阻害されることで，痛みが過敏化したり，関節の運動がスムーズにいかなくなったりする．

　木野の論文では，顎関節症の増悪因子としてTCHに注目し，「いわゆる顎関節症患者の50～70％にこのTCHの傾向がみられた」としている．

　さて，そうした視点で「顎の痛み」「関節の痛み」を訴える患者さんを診てみると，確かに多くの心当たりがある．特徴的なのは，目立った咬耗などがないのに，頬粘膜の顕著な咬合線，舌の側面の歯の圧痕などが認められることである（図22）．

　TCHのある患者さんの多くは，咬合接触の自覚がほとんどないので，問診では「いつも嚙みしめていないか？」ではなく，「何げなくすごしているときに，上と下の歯が触れていないか？」などと尋ねたほうが理解してもらいやすい．

　なかには常に歯が接触しているのが当たり前と思っている人もいる．

　診療室では，そのことを頭ごなしに悪いと決めつけるのではなく，たとえば，「患者さん自身に咬筋や側頭筋を押さえさせ，その状態で奥歯を合わせたときにどのような変化（緊張）が起こるかを実際に経験してもらい，その緊張の持続が，顎関節痛だけでなく，肩凝りや片頭痛などにつながることを具体的に説明する」など，できるだけ実践的に対応する．

　なお，比較的若年者で，全顎にわたる原因不明の疼痛を訴える患者さんに対しては，これをただちに非定型性歯痛[13]などと診断せず，まずはTCHを疑ってみるとよい．根気よく指導することで，思いがけずよい結果を得られる場合がある（図23）．

　木野によって提唱されたTCHの是正法を表3，図24に，当院で経験したTCHと思われる症例を図25，26に示す．

　このような指導は，一度きりで終わるものではなく，メインテナンスのたびごとに繰り返し行うべきである．

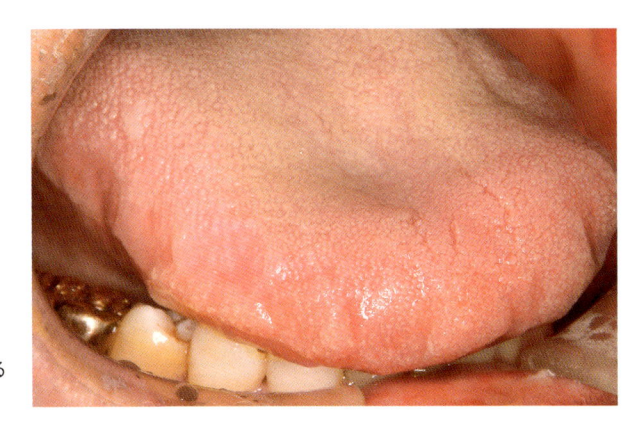

図22　TCHや噛みしめに特徴的に見られる歯痕（舌圧痕）

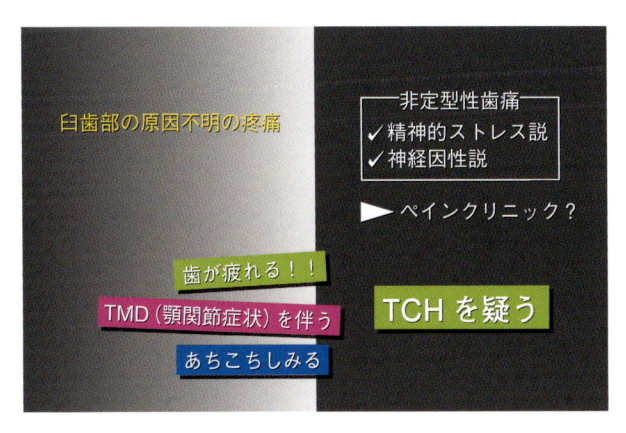

図23　TCHを疑う

〈表3〉TCHの矯正ステップ

第1段階	・自分が無意識で行っていることが有害であることを認識させる	・上下歯列の接触と非接触を繰り返させ，たとえ噛みしめを行わなくても，接触しただけで咬筋が活動することを認識させる．これにより，筋疲労，関節への過剰負担が理解でき，次の行動変容の動機づけになる
第2段階	・行動療法．この部分が主要な作業となる	・小さなメモ用紙に「歯は離してリラックス」と書き，目につく場所に貼りつける．そのメモに目がいったときに歯が接触していたら，息を吐き出しながら意識的に歯を離し，同時に舌の力も抜くように指導する
第3段階	・変容した行動の強化	・第2段階を繰り返すうちに，徐々に歯の接触に伴う咬筋，側頭筋の軽い疲労状態に気づくようになり，リラックス状態が維持されるようになる

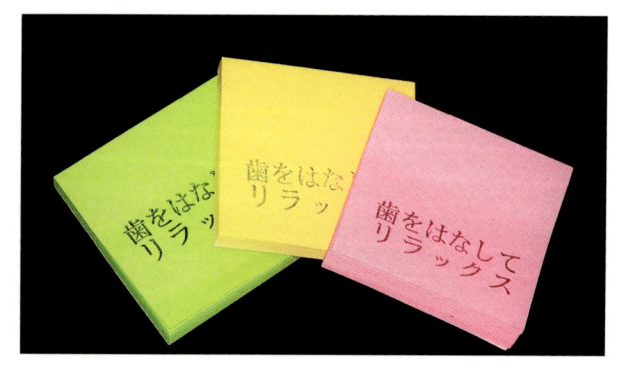

図24 噛みしめやTCHの疑われる患者さんに手渡している手作りカード．ポストイットにハンコを捺して作る．口頭の説明だけでなく，実際に作って「プレゼント」することが大事．自筆のほうがもっと成果があがるかもしれない

● TCH①

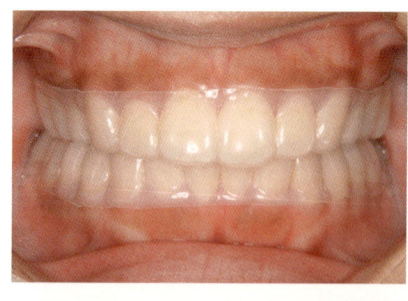

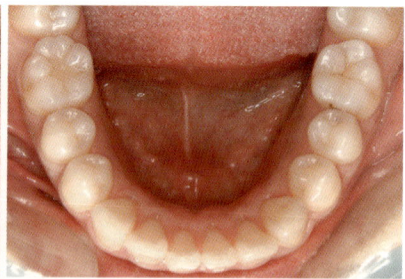

図25-1 26歳，女性．矯正治療の後，リテーナーを2年間使っている．開口時クリック音，起床時などに軽い顎関節疼痛がある．硬い食べ物を食べるとき力が入らない

図25-2 上下顎臼歯部には目立った咬耗は認められない

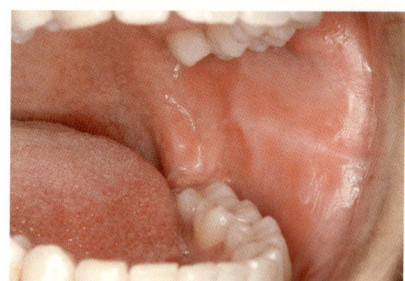

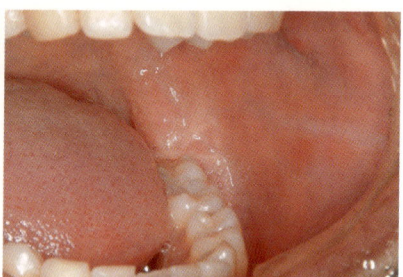

図25-3 一方，頰粘膜には顕著な咬合線がある

図25-4 問診によりTCHが疑われたため，表3のステップにそって是正法を指導したところ，約1ヵ月で症状は軽減した．咬合線も薄くなってきている．比較的若年者の顎関節症にこのような例が多いように思う

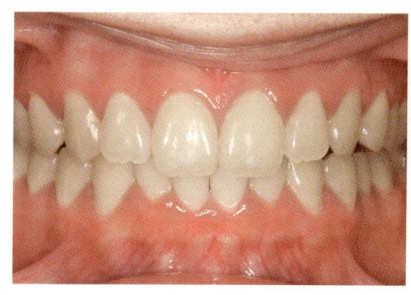

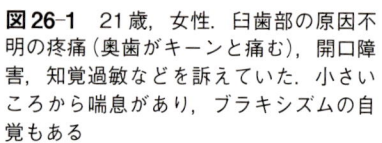

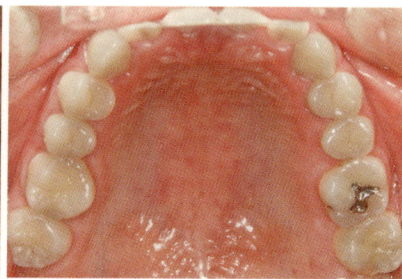

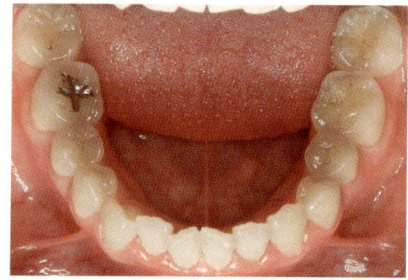

● TCH②

図26-1 21歳，女性．臼歯部の原因不明の疼痛（奥歯がキーンと痛む），開口障害，知覚過敏などを訴えていた．小さいころから喘息があり，ブラキシズムの自覚もある

図26-2，3 全顎的に咬耗らしきものはあるが，ファセットは認められない．TCHに関するパンフレットを渡し，習癖の改善を指導した

COLUMN 2

硬い食べ物は歯によい？

「はい，治りましたよ．これからはなんでも遠慮なく召し上がってくださいね」，「硬い食べ物をよく噛んで食べましょう．そうすることで脳も活性化し……」——私たちがついつい患者さんに言ってしまいがちな言葉である．

実際，患者さんのなかにも「何歳になっても硬い物を食べると歯が丈夫になる」と思い込んでいる人が意外と多いことに驚かされる．硬い物を噛むことがストレスや老化の防止に役立つとして，積極的にそれを推奨している専門家もいる．

さて，皆さんはどう説明しているのだろうか？

まずは，「よく噛んで食べること」と「硬い物を積極的に食べること」とを混同してはならない．たとえ，ご飯のような軟らかい物でも，よく噛んで唾液の分泌を促し，消化に役立てることはとてもよいことであるが，よく噛むことと，長時間強く噛み続けることとは別問題である．

硬い食べ物（歯ごたえのあるもの，咬み切らないと食べられない物）が歯によいのは，せいぜい成長期の数年間のみである．その時期をすぎたら，硬い食べ物を強く噛むことはかえって歯にとっての脅威となる．

このことを，メインテナンスやSPT時に繰り返し患者さんにお伝えしよう．「せっかく治したのに思いっきり噛めないなんて……」と浮かぬ顔をしている患者さんには，「マイナスの情報のように思われるかもしれませんが，そのことを知らないほうがかえってあなたにとってマイナスなのです．歯も身体と同じで，それほど頑強にはできていません．歯も疲れるのですよ」などと説明する．

こちらの口調があまり強くならないように，「"硬い食べ物をいっさい食べてはいけない"ということではありません．ただ，召しあがる際にはくれぐれも注意してくださいね」「噛んだときにカキッとかガリッという硬質な音のするものは，特に要注意です．これからは，歯をいたわる気持が大切ですね」というような表現で，できるだけソフトに語りかける．

ときには，「患者さんの年齢－歯の萌出年齢」を計算して，その期間患者さんの歯が毎日休まずに働いてきたことを強調してもよい．X線写真を見ながら，視覚的に無髄歯の数を指摘するのも一法である．

もちろん，すべての患者さんに当てはまるわけではないが，本書で，「歯が力に負けてしまいそうな状態」を学んでいただき，その徴候を察知したときには，ぜひ上記のような表現を役立ててみていただきたい．

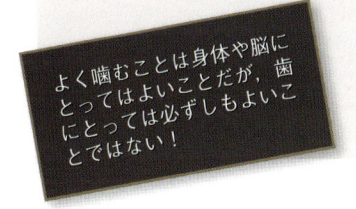

> よく噛むことは身体や脳にとってはよいことだが，歯にとっては必ずしもよいことではない！

3 トゥースウェア・セメント質剝離
Tooth Wear & Cementum Detachment

トゥースウェア

　SPTが定着し，度重なるメインテナンスの成果で残存歯の数が増えてくるにつれてクローズアップされてくるのがトゥースウェア（tooth wear）である．

　トゥースウェアは，その病態から，酸蝕，咬耗，摩耗，アブフラクションの4つに分類される．

　そのうち，咬合と力に関与するのは，咬耗とアブフラクションだが，これらは次項以降で詳述することにし，ここでは関連病態である酸蝕と摩耗の典型例について症例解説する（**図27～31**）．

　トゥースウェアの定義と酸蝕の病態について，小林論文[14]を参考に**表4，5**に作表したので，参照されたい．

●摩耗と酸蝕

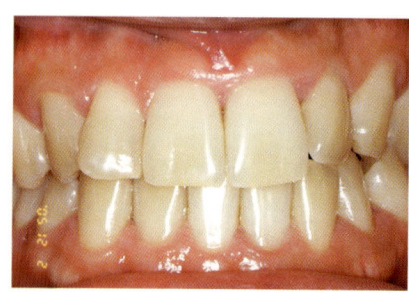

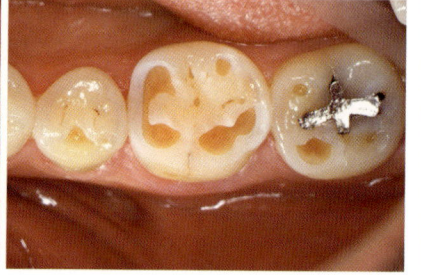

図27-1 30代，男性．ホワイトニング系歯磨材によるオーバーブラッシングによる摩耗

図27-2 30代，男性．過度な黒酢健康法による酸蝕

●酸蝕①

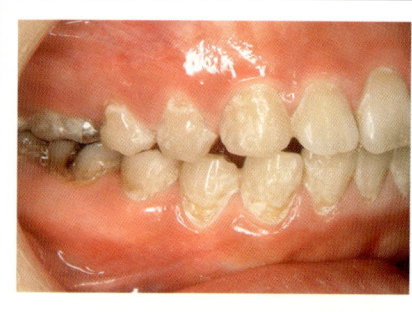

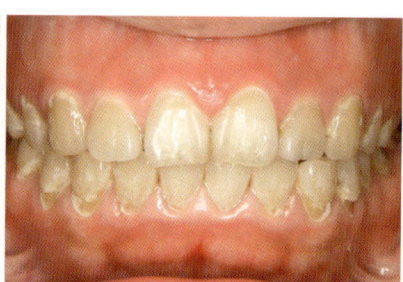

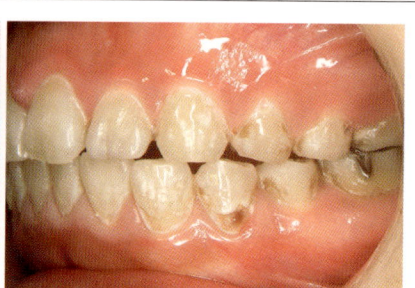

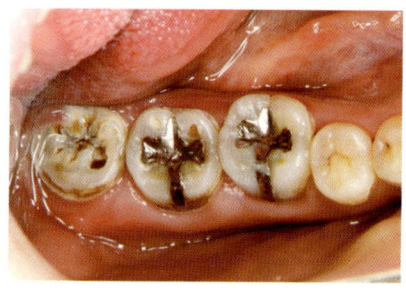

図28 29歳，女性．全顎にわたる酸蝕．妊娠中つわりがひどく，さらにポカリスエットを常飲していたという

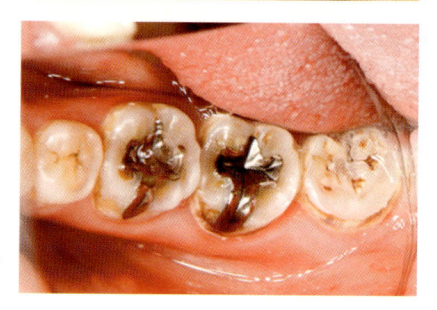

〈表4〉トゥースウェアの定義

- 酸蝕 erosion　　　　　　酸による歯の化学的溶解
- 咬耗 attrition　　　　　　歯の接触による歯の機械的摩耗
- 摩耗 abrasion　　　　　　歯の接触以外の機械的作用による歯の摩耗
- アブフラクション abfraction　バイオメカニカルな荷重による歯質の喪失

〈表5〉酸蝕の病態

- エナメル質の浅く広いくぼみ
- 咬合面の陥凹
- インレー周囲と歯面との段差
- エナメル質の希薄化
- 広範囲にわたる知覚過敏

● 酸蝕②

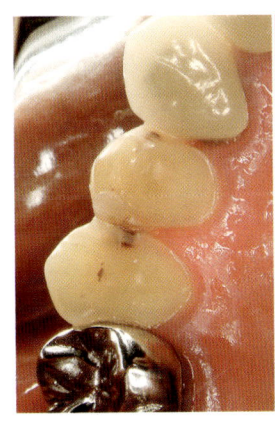

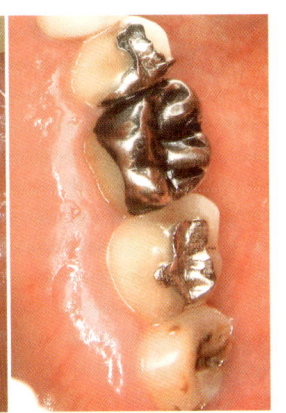

図29　38歳，女性．飲食店スタッフ．毎夜の炭酸系アルコール飲料による酸蝕．意図的嘔吐もある

● 酸蝕③

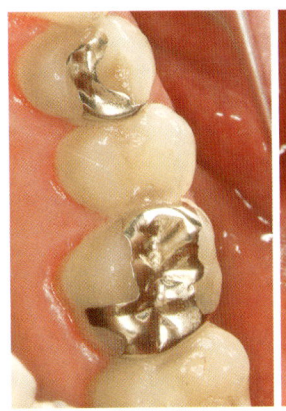

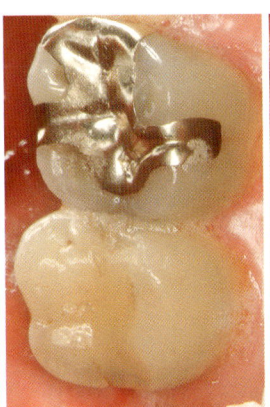

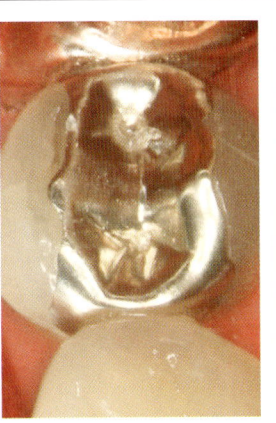

図30　59歳，男性．妻の手作りの自家製ヨーグルトの過剰（頻繁）摂取による酸蝕

● 酸蝕④

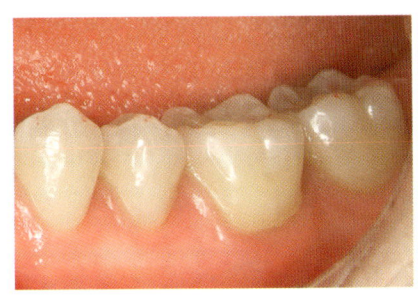

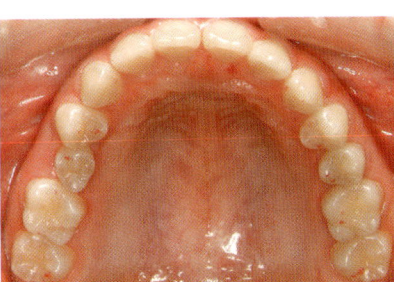

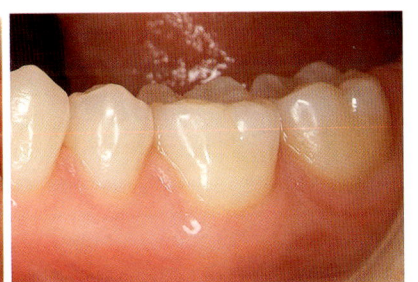

図31　19歳，女性．「毎日プレーンヨーグルトのみの朝食，その後，ブラッシングをして登校」ということが，定期的なメインテナンスで明らかになった．軽度な酸蝕は，注意深い観察が必要．食前のブラッシングとフッ化物の使用を勧めた結果，約2年でエナメル質の再石灰化を認めた

アブフラクション

　アブフラクションの成り立ちは，「側方または斜めの偏心性咬合圧（パラファンクション）により歯が屈曲もしくは歪む結果，歯頸部に応力集中が起こり，この引張成分により歯の硬組織が構造的に破綻し，その後，摩耗や酸蝕により特徴的な楔状欠損が生ずる」[15]とされている．

　つまりアブフラクションは，咬合性外傷と機械的化学的な歯の破壊との複合病変であり，多因子的に生ずることでさらに重症化すると考えられる．

　歯頸部欠損は，アブフラクション以外にもさまざまな原因で生ずるが，アブフラクションは歯ブラシによる摩耗性病変などに比べて辺縁が鋭く角張って見え，いわゆる典型的な楔状の歯の欠損像を呈する（**図32〜34**）．

　アブフラクションの好発部位は，上顎の犬歯，小臼歯の唇側歯頸部である．ときに下顎の臼歯や上下顎の舌側歯頸部にも認められることがあるが（**図35**），いずれの場合も，過度な側方力（または垂直力の側方分力）が関与していると考えてまちがいない．

　筆者の経験では，アブフラクションや咬耗が発現するケースは，比較的骨植の良好な歯に多いように感じているが，側方力が咬合時の左右のベクトルによってジグリングフォースとなった場合には，それが誘因となって歯周病が進み，歯の動揺や骨吸収につながる場合もあるので注意を要する．

　治療は，欠損部を複合レジンで修復するとともに，咬合調整により側方圧の軽減をはかる．原因がクリアされていないと，充填物は再び脱離してしまう．全顎でギシギシと噛んでいるタイプでは，部分的な咬合調整が困難なので，後述の「噛みしめ」の治療法に準ずる．

　図36，37に，最近筆者が気づいた隣接面のアブフラクションと思われる例を示す．歯頸部付近に生ずる隣接面齲蝕は，従来から不潔域の考え方が適用されてきたが，細菌の要素以外に力の問題が潜んでいる可能性もおおいにありうる．このような歯を補綴する場合は，咬合のバランス equilibration[16] にいっそうの配慮をするとともに，噛みしめの指導（P.61，64）も併せて行う．

●アブフラクションと摩耗，酸蝕の病態像の違い

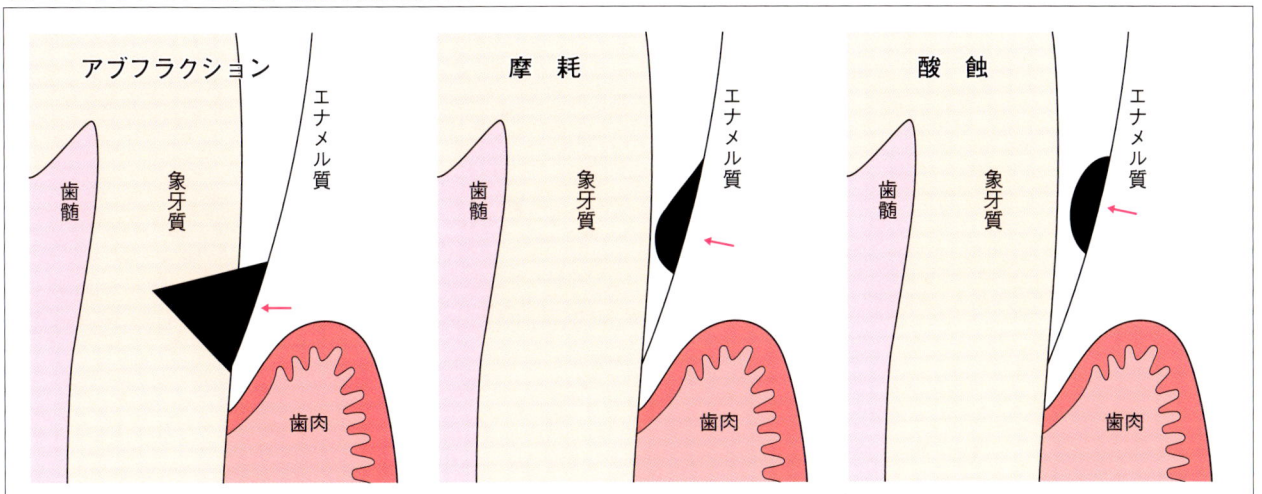

図32 摩耗・酸蝕は欠損部が浅く滑らかなくぼみ状．アブフラクションはいわゆる楔状欠損の状態．現実にはこれらが複合して起こる場合が多い（小林賢一ほか：歯が溶ける─酸蝕の臨床像とその予防：歯界展望，2005年12月号原図より改変）

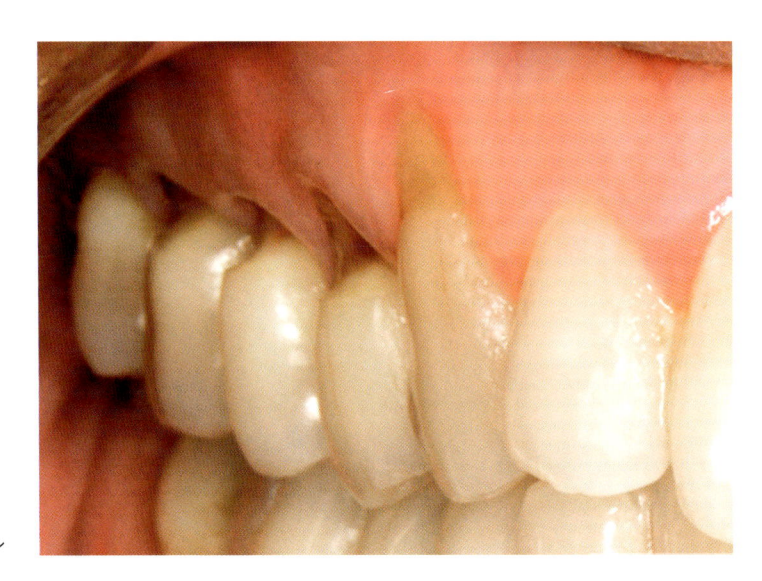

図33 上顎臼歯部に生じた典型的なアブフラクション

●アブフラクションと摩耗の病態像の違い

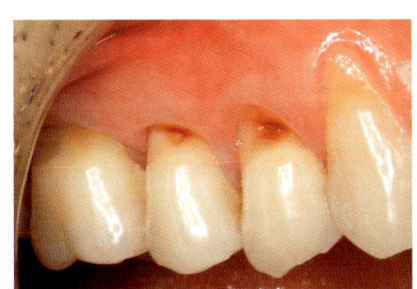

図34-1 69歳，男性．上顎アブフラクション．いわゆる楔状欠損の状態

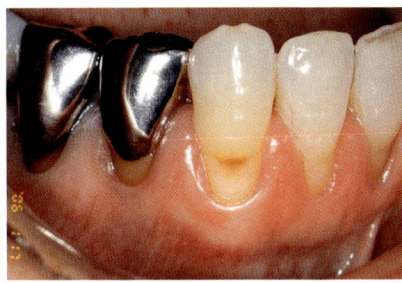

図34-2 40代，女性．オーバーブラッシングによる歯の摩耗．欠損部が浅く滑らかなくぼみ状

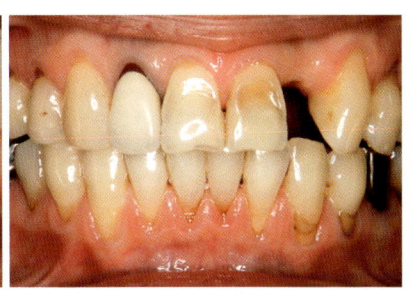

図34-3 60歳，女性．酸蝕，咬耗，摩耗，アブフラクションなどさまざまなトゥースウェアが同時に発現している

● 舌側のアブフラクション

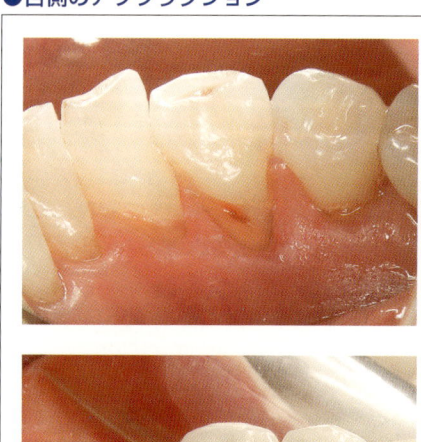

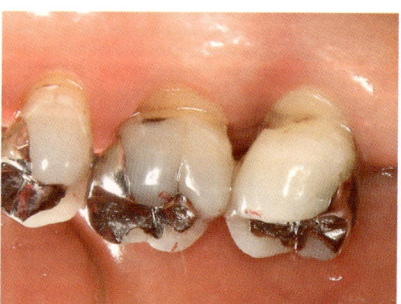

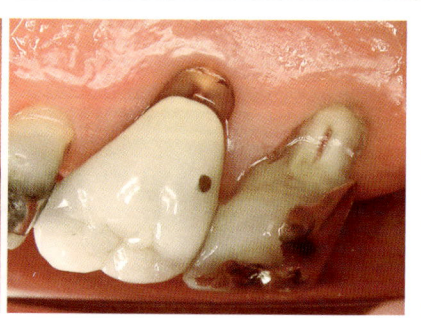

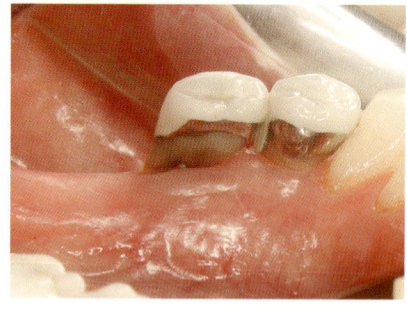

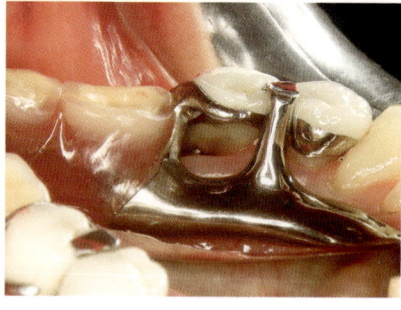

図35 上下顎舌側に現れたアブフラクション．偏心性の咬合圧や過剰負荷による歯頸部破壊とオーバーブラッシングの複合病変と考えられる

● アブフラクションが疑われる隣接面齲蝕

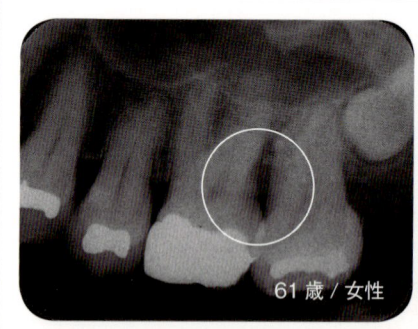

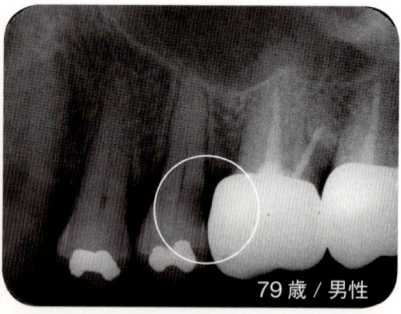

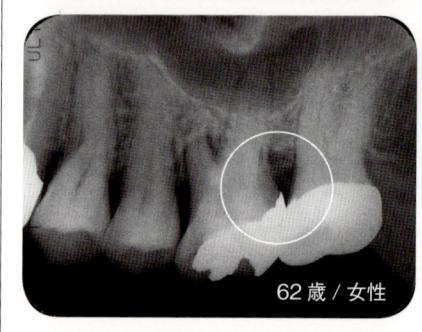

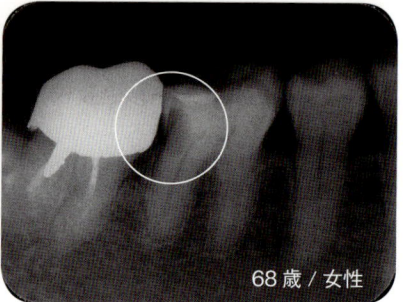

61歳／女性
79歳／男性
62歳／女性
68歳／女性

図36-1～4 隣接面のアブフラクションを意識すると，歯頸部付近の齲蝕の様相が違って見えてくる．このようなケースの治療においては，補綴物の種類，咬合接触，パラファンクション，噛みしめの指導などにいっそうの配慮が必要である

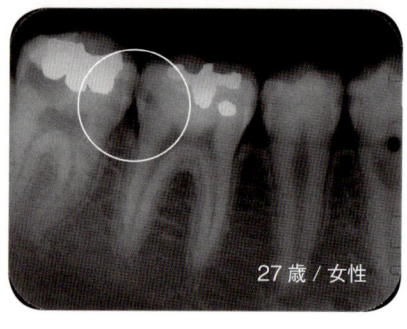

27歳／女性

図36-5 通常の齲蝕菌の感染による隣接面齲蝕．上の4つの像と比較してみると興味深い

● 隣接面のアブフラクション

図37-1 72歳，女性．7 6| の術前X線写真．一見普通の隣接面齲蝕のように見えるが，齲蝕は歯頸部付近から拡がっている

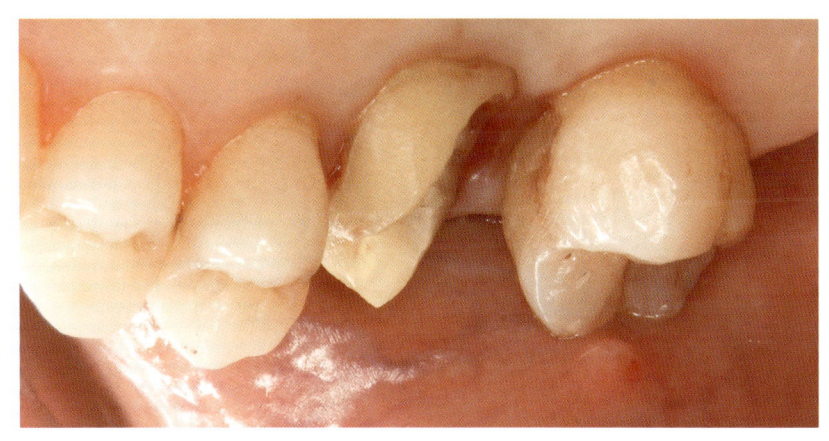

図37-2 6| は齲蝕が深く，抜髄となった．7| の舌側咬頭にファセット，近心歯頸部にアブフラクション様の欠損が見られる

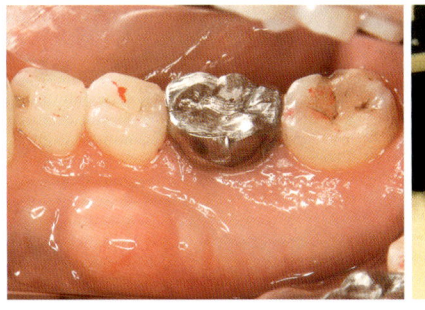

図37-3，4 対合歯の著しい咬耗と下顎の骨隆起，咬合の緊密度などから，齲蝕の進行に力が関与していることは明らかと思われた

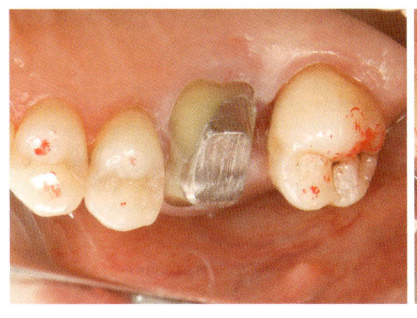

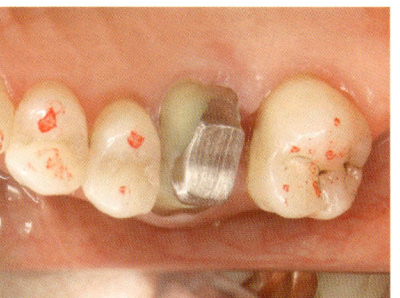

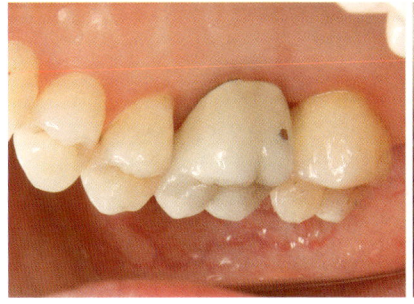

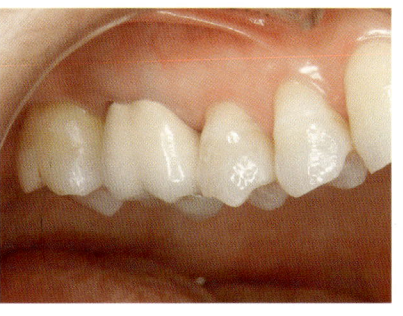

図37-5〜8 7| 近心をレジン充填後，咬合調整で 7| のバランシングコンタクトを解放する．その後に 6| の補綴に移ることで，全体の咬合平衡（equilibration）を図った

セメント質剝離

　アブフラクションと並んで外傷性の力が引き起こす歯根面の破壊像として，セメント質剝離がある．一般に話題になることが少ないテーマだが，丸森らは多くの症例を検証した結果，「この病態が決してまれなものではなく，急速な歯周病の進行時には鑑別診断の選択肢として常に頭に入れておかなければならない」と述べている．また，外傷性咬合やクレンチングと関連して，「一概に相関があるとの結果は出なかったが，咬合状態などから力の要素は無視できない」とも述べている[17]．

　セメント質剝離は，応力集中の生じやすい歯槽骨頂部付近から起こり，急激なアタッチメントロスを経て，歯周組織の破壊に結びつくケースも多く，SPTの際におおいに注意が必要である．

　剝離片は，通常うろこ状を呈していて，SRPなどの際に歯科衛生士が発見することも多い．50代以降の患者さんで，無髄歯，補綴歯，噛みしめなどのブラキシズムのある人などが要注意である（**図39，40**）．

　なお，セメント質剝離への対応としては，「ポケットと交通している場合はルートプレーニングや歯周外科で剝離片を除去，交通していない場合は感染しないよう注意深く観察」という方法が推奨されている．

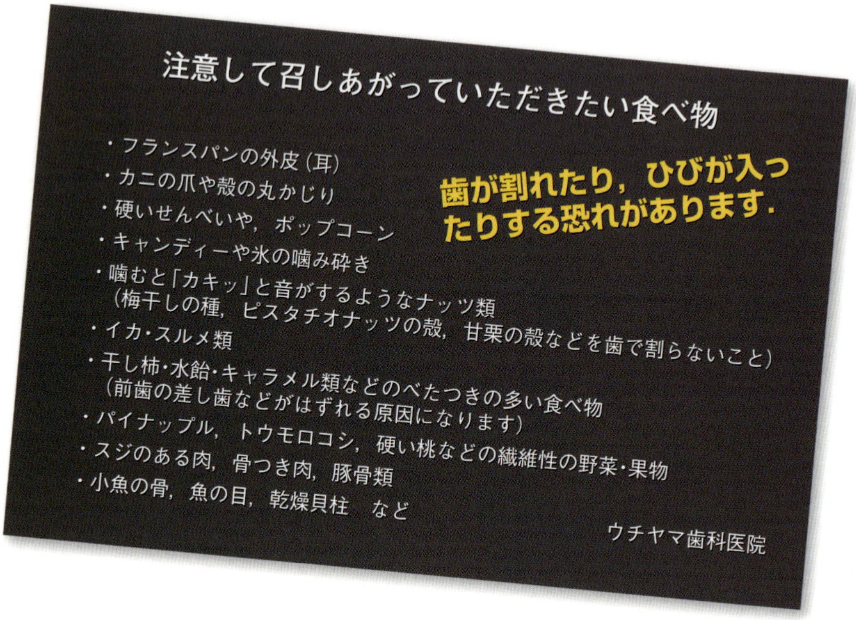

図38　注意すべき食べ物についてのリーフレット（ウチヤマ歯科医院制作）

● 前歯部のセメント質剥離

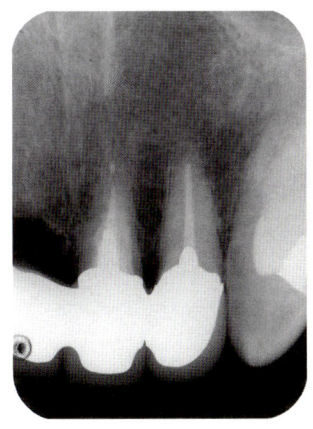

図39-1, 2 63歳，男性．前歯部補綴から6年目のメインテナンス時．|1 2 唇側部が腫脹している．痛みはないが，排膿が気になるとのことだった．X線像には特別の異常はない（2010.7.）

図39-3 1| 唇側遠心に深いポケットがある．WHOプローブの先端に何か引っかかるような感触があった．歯根破折を疑い，確認のためのF-Opを提案したが，同意が得られず，咬合調整とポケット内洗浄を行った（2010.7.）（上段右）

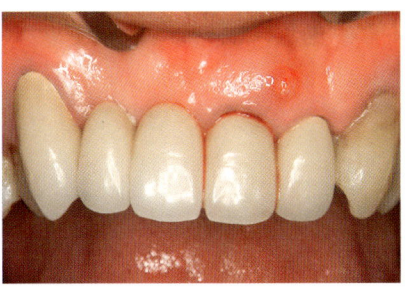

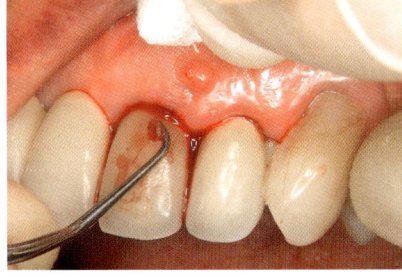

図39-4 1週間後．腫れは小さくなったが，排膿はまだある．根面デブライドメントを軽く行ったところ，根面の引っかかりから何か出てきた（2010.7.）

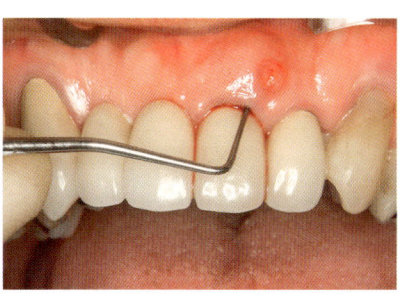

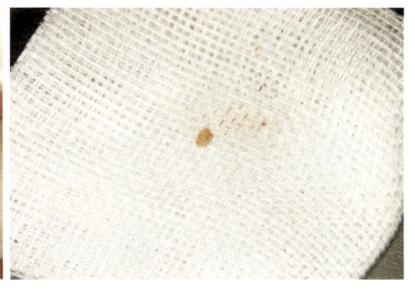

図39-5 ポケットから出てきた直径2〜3mmの破片，骨片なのか？，セメント質の一部なのか？（2010.7.）

図39-6 さらに3週間後，浸潤麻酔下で再度，根面デブライドメントを行う（2010.8.）

図39-7 1| 遠心根面は根尖に近い部分までざらつきを感じたため，ソフトタッチでそっと除去した（2010.8.）

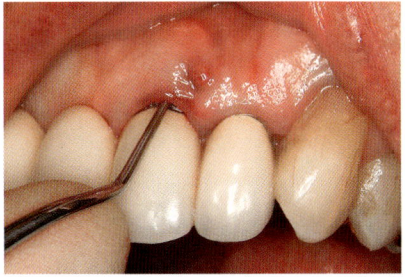

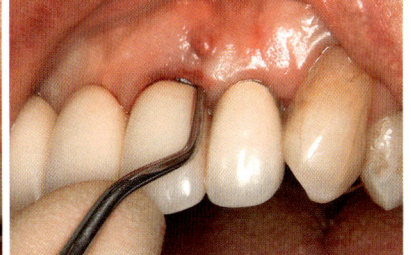

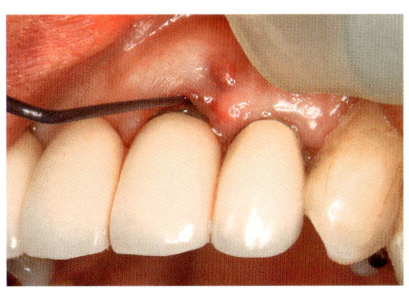

図39-8 デブライドメント後，ポケット内洗浄を念入りに行った（2010.8.）

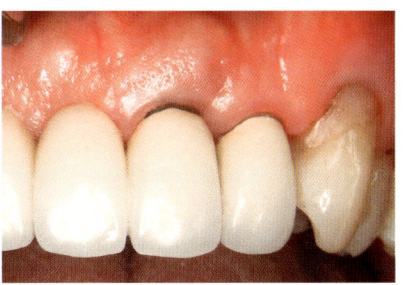

図39-9 1ヵ月後．1| 遠心の歯肉が若干退縮したが，プローブはほとんど入らない．再び咬合のチェック，ブラキシズム，前歯部の咀嚼指導を行った（2010.9.）

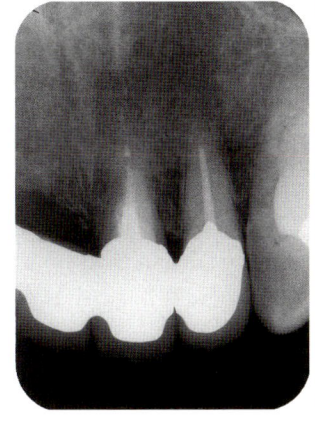

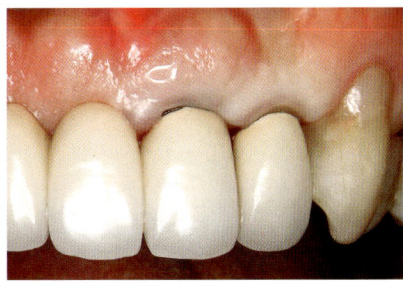

図39-10, 11 18ヵ月後．良好に経過している．骨隆起，X線写真などを総合的に判断すると，セメント質剥離の可能性が高い（2012.3.）

● ブラキシズムが原因となったセメント質剥離

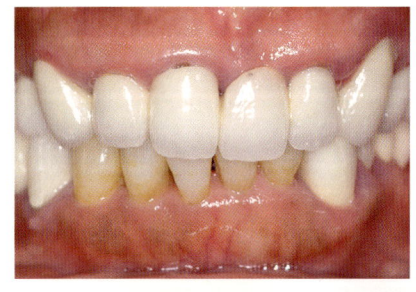

図40-1 53歳，女性．初診時から3年後の状態．患者さんは多忙なうえ，前医による補綴からそれほど時間が経過していないこともあり，初診からしばらくは妥協的なメインテナンスが続いていた．歯肉の腫脹はいくぶん改善したものの，マージン部の適合，クラウンカントゥア，biologic width などに多くの問題がある．この時点で旧補綴物を除去し，全顎治療を開始した（2005. 2.）

図40-2～5 歯周外科を行い消炎を確認した後，新しく補綴物を作製した．適切な biologic width と emergence profile が獲得されている（2005. 8.～2006. 3.）（↓）

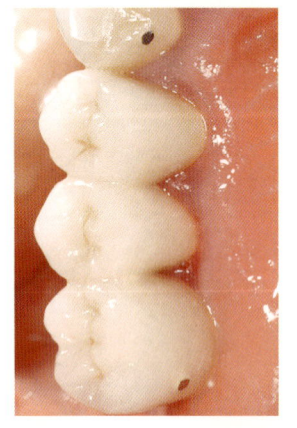

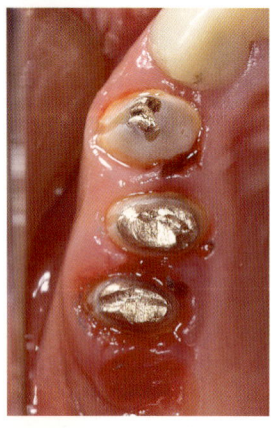

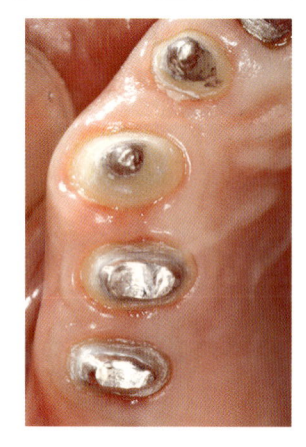

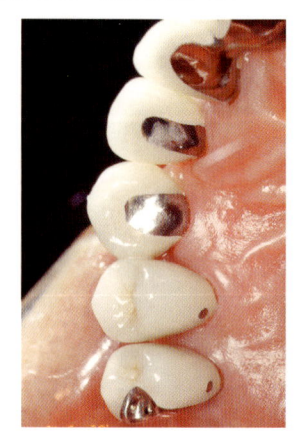

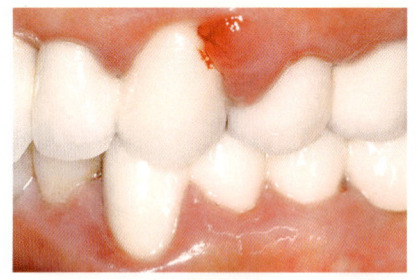

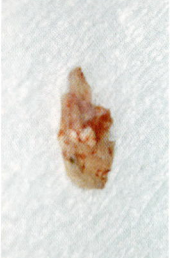

図40-6 初診に近いころの左側面観．歯肉が著しく腫脹している．歯肉縁下の深い部分に補綴物のマージンが設定されている．6̄ は延長ポンティック．この時点では，炎症のコントロールに精一杯で，患者さんの口腔に潜む異常な力に気づく余裕はなかった（2005. 7.）

図40-7 その後，担当歯科衛生士から「SRP時に 5̄ 近心付近から魚のうろこ様の破片が出てきた」と報告を受ける．炎症が強かったため，腐骨かもしれないとそれほど気には留めなかった（2005. 8.）

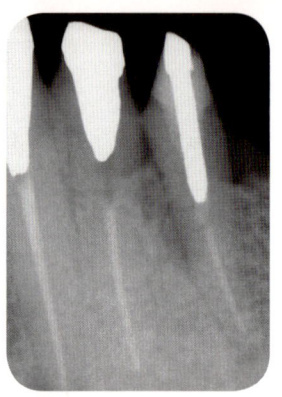

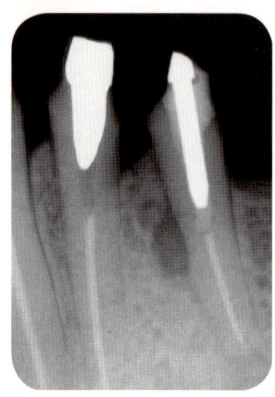

図40-8 妥協的なSPTが2年ほど続き，ようやく歯周外科を行った後のX線写真．5̄ 近心中央部の歯槽骨に薄い透過像が認められる．プロビジョナルレストレーションで経過観察を続けた（2005. 11.）

図40-9 5̄ 近心の透過像が顕著になってきた．患者さんには予後不良の場合の対応を伝え，補綴処置に踏みきった（2006. 1.）

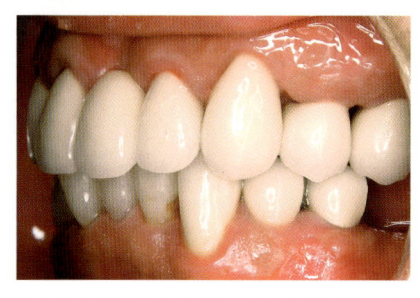

図40-10 全顎補綴後4ヵ月経過時．5̄ に咬合痛と軽い腫脹が生ずる．治療完了時に噛みしめ，食いしばりについて説明し，夜間用スプリントは作製したが，あまり使っていない様子だった．日中の噛みしめ予防などの指導は行わなかった．上下顎とも大臼歯部が欠損しているが，患者さんの希望で義歯は装着せずにメインテナンスを続ける（2006. 7.）

図40-11 5｣ がたびたび腫脹するため，患者さんの了解を得て抜歯したところ，明らかなセメント質剥離が認められた（剥離部分は染色液で染まらない）．この時点で，仕事上のオーバーワーク，嫁姑問題など強いストレスがあることが判明した（2007.4.）

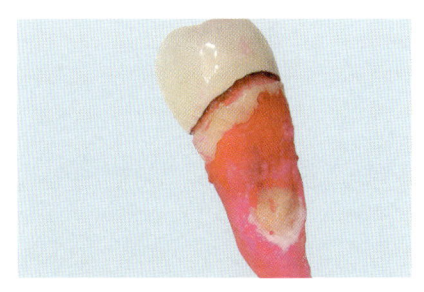

図40-12 5｣ の抜歯とほぼ同時期に｣1 の歯根が破折．前歯部ブリッジの再作製を余儀なくされた．ここに至って，患者さんもことの重大さに気づき，日中の嚙みしめやTCH，夜間の歯ぎしりなどの指導にきわめて協力的になった（2007.4.）

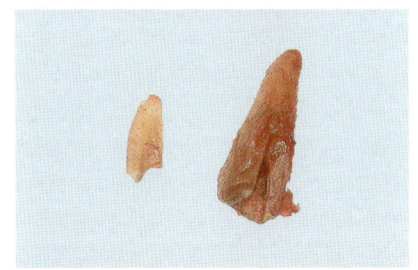

図40-13 再補綴完了時．今後のトラブルに対応しやすいように術者可撤性ブリッジとした．上下臼歯部には義歯を装着し，さらなる咬合の安定を図った．歯周組織は歯科衛生士によるSPTの成果でようやく安定してきたように思われる．トラブルの原因の把握，患者さんの意識変容と協力，そして歯周組織の安定……．何ごとも時間がかかるものである（2007.5.）

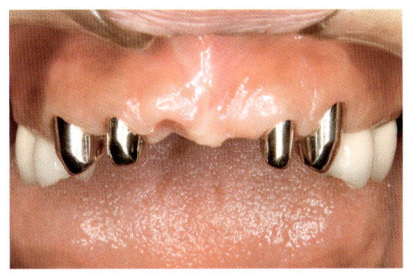

図40-14 初診から8年，再補綴から3年経過時．振り返れば，治療初期の段階での歯科衛生士からのセメント質剥離の報告をしっかり受け止め，基本治療の段階から力の問題をきちんと分析すべきだった．4ヵ月おきのメインテナンスでは，日中の嚙みしめ予防，口腔周囲筋のリラックスの仕方，歯によくない食べ物や態癖などの説明を繰り返し，指導している（2010.5.）

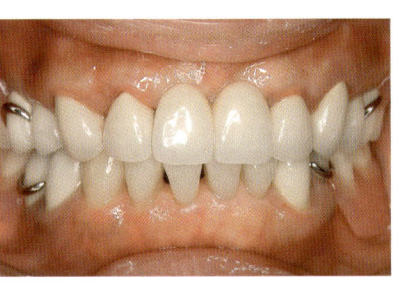

図40-15 再補綴後は，前歯部への過剰な負担を避けるために，夜間は義歯を入れた状態でハードタイプのスプリントを使っていただいている（2010.5.）

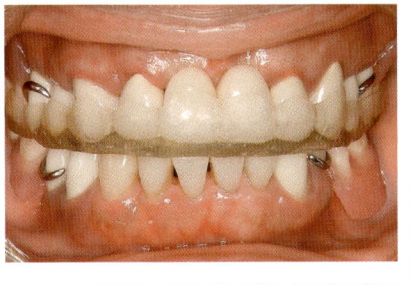

図40-16 スプリントが咬合力により破損．右側小臼歯部で嚙みしめる習慣がいまだに改善されていないのかもしれない．就寝時の態癖について再び指導した（2012.2.）

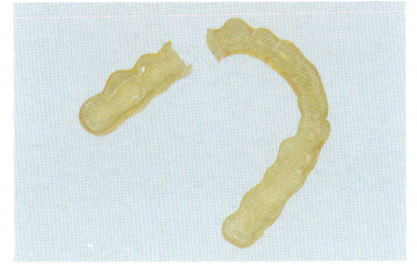

セメント質剥離についての論文考察

■ ケースリポート

著者	論文名/掲載誌
Ishikawa I, Oda S, Hayashi J, Arakawa S.	Cervical Cemental Tears in Older Patients With Adult Periodontitis. Case Reports/J Periodontol. 1996；67（1）：15-20.

- 54〜72歳の男性5人と68歳の女性1人.
- 歯頸部付近に生じた5症例と，根尖部付近に生じた1症例のセメント質剥離について検証した.
- 罹患歯の内訳は，上顎中切歯4例，上顎第二小臼歯1例，下顎第二小臼歯1例，下顎第一大臼歯1例だった.
- 歯頸部付近のセメント質剥離は，X線写真上でとげのような形状を呈していた.
- セメント質の破片をルートプレーニングや歯周外科で取り除き，通常の歯周治療ですべてのケースを治癒させることができた.
- 加齢と咬合のストレスがこの現象の要因であると考えられた.
- 歯頸部付近のセメント質剥離は，成人型歯周病を増悪させる要因のひとつと考えられる.

著者	論文名/掲載誌
Camargo PM, Pirih FQ, Wolinsky LE, Lekovic V, Kamrath H, White SN.	Clinical Repair of an Osseous Defect Associated with a Cemental Tear: A Case Report/Int J Periodontics Restorative Dent. 2003；23（1）：79-85.

- 61歳，男性.
- 上顎前歯部のセメント質剥離に対し，根管治療後にフラップを開け，SRP，骨欠損部への人工骨移植，GTRを行った.
- 術前に10mmあったポケットが，術後1年で2mmまで改善した.

著者	論文名/掲載誌
Tulkki MJ, Baisden MK, McClanahan SB.	A Case Report of a Rare Root Fracture/JOE. 2006；32（10）：1005-1007.

- 79歳，女性．外傷性歯根破折が疑われた下顎第二小臼歯に対し，破折した歯質を組織検査したところ，セメント質剥離と判明した.
- 剥離片を除去し，同部の歯周治療を行い，歯の保存を試みた.
- セメント質剥離が疑われる場合は，手術や生検で確定診断した後に，適切な歯周治療を行うことで歯を維持することができる.

著者	論文名/掲載誌
Stewart ML, McClanahan SB.	Cemental tear : a case report/International Endodontic Journal. 2006；39（1）：81-86.

- 22歳，男性．4年前に上顎切歯を強打．3医療機関で根管治療を受けたが，歯の違和感と歯根周囲の骨の陰影が消失せず来院．腫脹，疼痛，咬合異常いずれも（−）．ポケットの深さは1〜4mm.
- 外科手術で骨の状況を確認したところ，異常な骨欠損を認めた.
- 患者の都合で抜歯したところ，歯には破折した形跡はなく，頬側の骨破壊もなかった．抜歯窩に残ったU字形の破片を組織検査したところ，シャーピー線維を伴ったセメント質であった．ゆえに，最終診断は経時的に進行したセメント質剥離とされた.

著者	論文名/掲載誌
Haney JM, Leknes KN, Lie T, Selvig KA, Wikesjö UM.	Cementai Tear Related to Rapid Periodontal Breakdown : A Case Report/J Periodontol. 1992；63（3）：220-224.

- 79歳，女性．装着後15〜20年経過している567ブリッジの5遠心に9mmのポケット，急性歯周膿瘍があり，X線写真上で垂直性骨欠損と根面に添った"foreign body"を認めた．歯髄反応は（＋）だった.
- この"foreign body"を外科的に除去した後，骨欠損部に凍結乾燥骨を充填し，フラップを戻した.
- 術後は0.12%CHXで2週間，1日に2回うがいさせ，ペニシリンを7日間服用させた.
- 除去した"foreign body"は長さ7mm，幅4mmの紡錘形だった.
- 術後12ヵ月でポケットは3〜4mmに減少し，歯周組織は腫脹や歯肉退縮もなく，健康な状況に改善した．歯髄のVital反応は（＋），X線写真上でも明らかな骨の改善が認められた.
- "foreign body"は，組織学的に検査した結果，結合組織を伴ったセメント質であった.

著者	論文名/掲載誌
Chou J, Rawal YB, O'Neil JR, Tatakis DN.	Cementodentinal Tear : A Case Report With 7-Year Follow-Up/J Periodontol. 2004；75（12）：1708-1713.

- 52歳，男性．上顎右側第二小臼歯に激痛.
- 同部のポケットは7mmで遠心部に炎症があり，X線写真上で歯頸部から歯根長の2/3におよぶ歯根の断片が認められた.
- これを除去した後，欠陥部にスケーリングおよびルートプレーニングによるオープンフラップデブライドメントを行った.
- 治療後3ヵ月で，ポケットは2mm（1mmのリセッション）に改善し，その状態が7年間維持できた.
- 組織検査では，剥離片はセメント細胞に裏打ちされた象牙質であった.
- 剥離片の大きさは，全歯根面積の20%と推測された.

著者	論文名/掲載誌
Schmidlin PR.	Regenerative Treatment of a Cemental Tear Using Enamel Matrix Derivatives : a Ten-Year Follow-up/Open Dent J. 2012；6：148-152.

- 61歳，男性．下顎右側第二小臼歯の根尖性歯周炎治療の6ヵ月後に，3mm以下だったポケットが9mmに増加した．BOP（＋）.
- X線写真上では根尖部は完全に治癒していたが，近心側の歯根面に剥離状の歯根破折が認められ，その周囲の歯槽骨が失われていた.
- フラップを開いて肉芽組織を除去し，破折剥離片を注水下でバーを用いて除去した．歯根面をダイヤモンドバーで研磨後，ウルトラソニックスケーラーでデブライドメントを行い，エムドゲイン法にて歯周再生治療を試みた.
- 6ヵ月後の再評価では，ポケットは3mm以下に減少し，BOP（−）であった．X線写真で骨の再生が確認された.
- 10年後の再評価では，ポケットは最大4mm，BOPは近遠心で（＋），動揺度は変化なし，歯根吸収，骨吸収ともに（−）だった.

■成因と治療法，治癒の可能性

著者	論文名/掲載誌
Lin HJ, Chan CP, Yang CY, Wu CT, Tsai YL, Huang CC, Yang KD, Lin CC, Chang SH, Jeng JH.	Cemental Tear：Clinical Characteristics and Its Predisposing Factors/ JOE. 2011；37（5）：611-618.

- セメント質剥離は，多くの場合，根尖病変や歯周病変に似た特性を示すため，早期診断が困難となる．
- 多施設共同研究で報告された71歯のセメント質剥離について，年齢，歯科既往歴，臨床的およびX線所見などが記録され，分析された．
- 上顎および下顎切歯が，76.1％で最も多かった．
- 65.3％が生活歯であった．
- 男性が77.5％，60歳以上の患者が73.2％だった．
- 6mm以上のポケットを有する歯が73.2％だった．
- 膿瘍形成が66.2％に見られた．
- 77.9％の歯に咬耗が認められた．
- 約56.3％のセメント質剥離が，術前のX線写真上で検出できた．
- X線所見において，85.9％に骨破壊像が見られ，64.8％に根尖周囲の骨破壊が認められた．
- 歯髄の状況だけでなく，セメント質剥離の素因や特徴を診査することで，不必要なエンド治療を回避することができる．
- 咬合性外傷やクレンチングが，セメント質剥離の素因であることが示唆された．

著者	論文名/掲載誌
Noma N, Kakigawa H, Kozono Y, Yokota M.	Cementum Crack Formation by repeated Loading In Vitro/ J Periodontol. 2007；78（4）：764-769.

- 矯正治療で便宜抜去された下顎小臼歯（14～22歳）のホルマリン冷凍保存歯5本を使用し，水中下において5.0kbfで100万回（1回/秒）繰り返し負荷加重を与えた．
- 剥離した歯質（亀裂部位）をSEMにて観察．
- 亀裂（セメント質剥離）は，時間の経過とともにCEJから根尖方向へと進展して行く傾向があった．その数値は100万回で0.67±0.12mmであった．
- 高齢者の抜去歯で同様の実験を行ったところ，激しいセメント質剥離が生じた．
- このことから，DCSやアブフラクションと同様のメカニズムで，セメント質の破壊にブラキシズムや咬合力が関連していることが示唆された．
- また，たとえ炎症が良好にコントロールされた状態でも，長期にわたる咀嚼やブラキシズムなどが，アタッチメントロスの引き金になる可能性が示唆された．

著者	論文名/掲載誌
Lin HJ, Chan CP, Wu CT, Jeng JH.	Cemental tear on a mandibular second molar：a case report/ Odontology. 2010；98（2）：173-176.

- セメント質剥離は，局所的に急激な歯周組織の破壊を起こす特殊な歯根破折である．ほとんどのセメント質剥離が，小臼歯か切歯に生ずると報告されている．
- セメント質剥離によって引き起こされる歯周病変が口腔と交通する場合，早期のスケーリングとルートプレーニングによって破折片を完全に除去することができる．またそれにより，歯周組織の治癒が期待できる．

著者	論文名/掲載誌
下野正基，山村武雄	歯周組織の再生，治癒の病理．医歯薬出版，東京，1988,69-86.
吉田導子	歯根窩洞における白亜質，歯根膜及び歯槽骨の再生に関する実験的研究．歯科学報．1976；76（8）：1197-1222.

- イヌを用いて粘膜骨膜を弁状に剥離し，フィッシャーバーで歯根中央部に歯槽骨，歯根膜，セメント質および象牙質に至る直径約3mmの窩洞を形成し，粘膜骨膜弁を元に戻して，治癒過程を経時的に観察した．
- 術後85日および120日後の観察では，窩洞の象牙質表面にはセメント質が新生され，新生骨と新生セメント質の間には歯根膜が新たに形成され，その幅は既存の歯根膜と同じ幅になっていた．
- 新生骨および新生セメント質を形成した細胞は，歯根膜由来または骨膜由来であることが証明された．

　セメント質剥離の好発部位は，上顎前歯部や下顎小臼歯部など歯根の断面が丸い単根歯である．その成因に関しては，ほとんどの論文が「加齢による歯の劣化」と「咬合性外傷や過度の咬合力」をあげている．

　いくつかのケースリポートから，セメント質剥離の長期的な予後は不確かなものの，フラップ手術等で罹患部が直視できる場合には，同部をキュレット型スケーラーで慎重にプレーニングした後，（人工）骨補填，GTR法やEG法などの再生療法を行うことで一定の治療成果を上げることが可能なことがわかった．ただし，治癒形態を病理組織学的に見ると，剥離部の歯根膜は失われていることから，長期的にはアンキローシス（あるいは置換性吸収）に移行するものと考えられる．

　一方，下野等の一連の研究により，「剥離部が直径3mm以下であれば，周囲の歯根膜の断端から新生歯根膜が形成され，これに誘導されて周囲の未分化な間葉細胞がセメント質，骨細胞に分化する可能性がある」ことも示唆されていることから，剥離の原因となった外傷性因子を取り除き，根気よくSPTを続けることで，長期にわたる安定的な予後が期待できるかもしれない．

　また，長年この分野に取り組んでいるLin HJ等の論文では，「セメント質剥離によって引き起こされる歯周病変が口腔と交通する場合，早期のスケーリングとルートプレーニングによって歯周組織の治癒が期待できる」と報告された．これにより，ポケット内に生じた歯頸部に近い部位でのセメント質剥離について，通常のSRPで治癒する可能性が示されたことは，臨床的意義が大きい．

　いずれにしても，セメント質剥離に限らずSPT時に見られる「力」の問題は，それが発生してから治そうとしてもなかなか難しい場合が多い．たとえ微小な咬合力であっても，それが持続的に作用すると想定外の破壊力へとつながる可能性をつねに意識し，過剰な咬合力やブラキシズムに対する日頃の警戒が必要である．

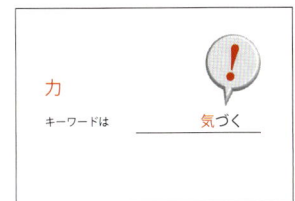

4 咬耗・歯冠破折
Attrition & Crown Fracture

咬耗・歯冠破折

　咬耗（attrition）は，トゥースウェアのなかで最も多い病態である．もともと程度の差はあっても加齢とともに誰にでも起こるものだが，著しい咬耗は「噛みしめ」「歯ぎしり」などによる持続的な力が原因となっている場合が多い（**図41**）．これに伴うトラブルの多くは，歯冠部の破折（**図42，43**）と知覚過敏（P. 56参照）である．定期的なメインテナンスの際に，歯の破折線（クラック）やファセット（**図44**）などを注意深くチェックすることで，大きな歯冠破折を予防できる．また，歯冠修復時の窩洞概形や修復材料を決定する際にも，修復後の歯冠破折予防に配慮したマージンの位置や残存歯質の厚みなどに留意する（**図45〜47**）．

　臼歯部の咬耗は，ときとして歯周組織の急激な破壊に結びついたり，支台歯の破折（root fracture）など補綴物の大きなトラブルに直結するので，常に警戒が必要である．また，咬耗の激しい患者さんは，日常硬い食べ物を好む傾向にある．特に，長いブリッジ，前歯部補綴，無髄歯が多い患者さんの場合は，SPT時に食べ物の嗜好をうまく聴き出し，極端に硬い食べ物や歯ごたえのある食べ物，前歯部で咬み切らなくては食べられないものなどに注意するよう，繰り返し説明する．

　あらかじめ，「注意して召しあがっていただきたい食べ物」（**図38**）などのリストを院内用パンフレットなどにしておくとおおいに役立つ．

●咬耗・亀裂線

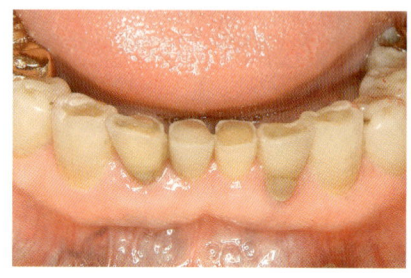

図41-1 加齢とともに前歯部切端が咬耗していることも多い

図41-2 臼歯部によく見られる亀裂線も歯冠破折の徴候の一つ

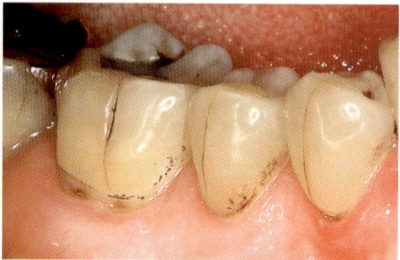

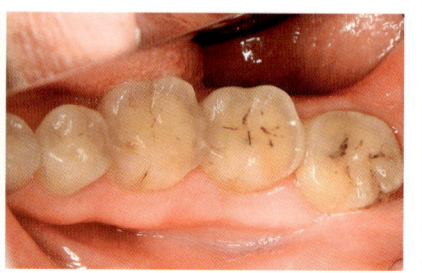

図41-3 全顎的に認められる咬耗

●歯冠破折①

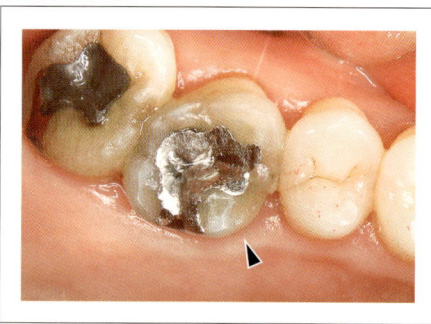

図42 63歳，男性．日常きわめて頻繁に見られる歯冠の破折．噛みしめ，咬耗，硬い食物を好んで食べるなどに由来することが多い．無髄歯のインレーや部分被覆冠，ストレスなどにも注意

●歯冠破折②

図43 56歳，女性．6̲は歯冠破折，6̲は歯肉退縮というまれなケース．咬み癖など複雑な要因があると思われるが，いずれも強い咬合力がかかわっていることに違いはない

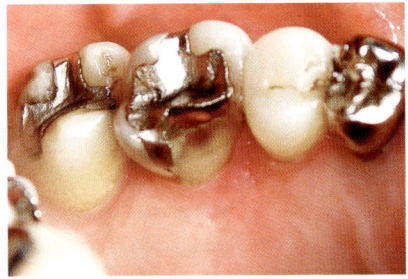

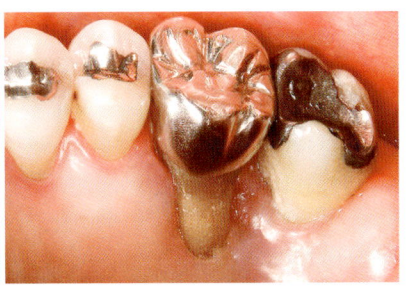

●ファセットに注意する

図44 59歳，女性．注意深く観察すると，大臼歯の咬頭内斜面などにスジ状のこすれ跡（線条痕）を認めることがある．これも咬耗の一種で，ファセットという．顎運動を知る参考にもなるが，偏心性咬合圧（パラファンクション）の原因にもなるので注意が必要．このケースでは歯ぎしりを疑い，咬合調整後，スプリントで対応した

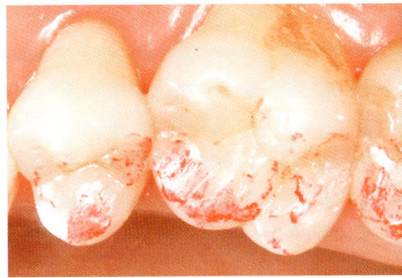

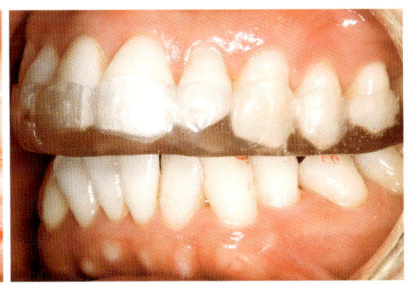

●歯冠破折歯の窩洞形成

図45 54歳，女性．6̲の遠心歯冠部が破折し，インレーにて修復．窩洞概形は機能咬頭を含め，菲薄な歯質を残さないように注意する．削りすぎても削り足りなくてもいけない．セットには接着性レジンセメントを用いる

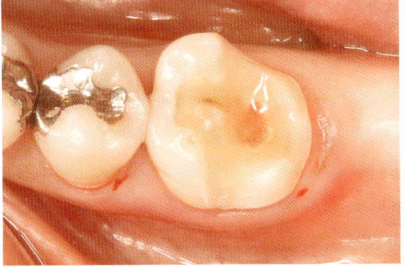

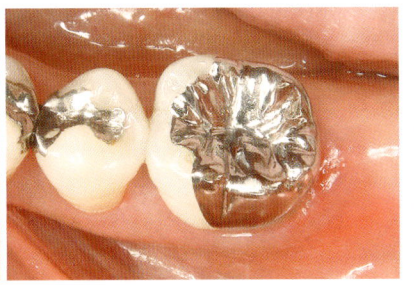

●歯冠破折を予防するためのレジン充塡

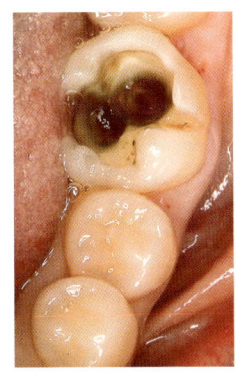

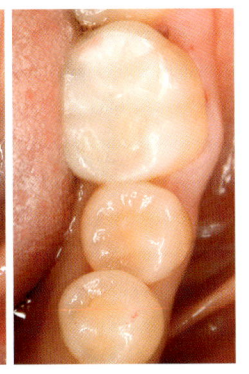

図46-1 29歳，女性．旧充塡物を除去すると，窩壁が部分的に薄くなってしまった．この状態でインレーにすると辺縁の歯質が破折する恐れがある
図46-2 窩洞が広く，強度的にやや不安があるが，接着による補強を期待してコンポジットレジンで充塡した

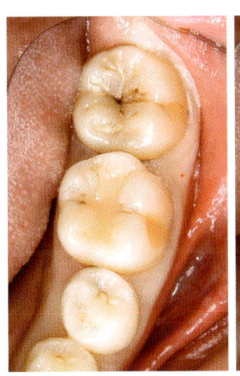

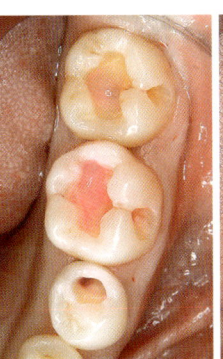

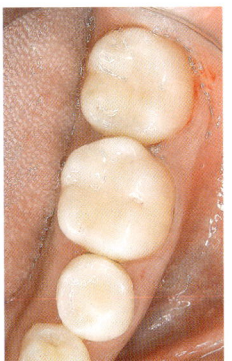

図47-1 24歳，女性．前医で不完全なレジン充塡が施されている
図47-2 最近はMIを重視するあまり，切削がアンダーになっている例が多い
図47-3 コンポジットレジンで修復する．機能咬頭を極力残す窩洞形成を心がける

4 咬耗・歯冠破折

5 歯根破折

歯根破折

　図48-1は，平成17年に行われた8020財団の永久歯の抜歯原因調査報告の結果である．このグラフでは，成人の抜歯原因の多くを歯周病が占めている意外性だけが強調されがちだが，よく見れば，実に1割以上の歯が「破折」で失っていることに驚かされる．当然ではあるが，この割合は高齢になるほど高い（**図48-2**）．さらに，抜歯原因が「齲蝕」と分類されたなかにも，かなりの割合で根の破折が含まれているかもしれない．

　後述する「噛みしめに気づく」（P.60）とかなり重なるところがあるが，臼歯部の著しいファセット，骨隆起の発達状態，咬筋の太さ，下顎骨（特に下顎角）の大きさなどに注意し，リスクが高いと判断した場合には，できるだけ早く患者さんに注意を促す．

　表6は，スウェーデンで行われた定期検診の重要性について調べた長期データである．過去30年にわたって，500人以上を対象に口腔内データを取り続けた結果，定期検診をかかさず行った人がその30年間に失った歯の平均本数がきわめて少ないこと注目した有名な論文であるが，**図49**，**表7**に示すように，実は歯を失った理由の大半（62%）は，歯周病や齲蝕でなはなく，歯の破折だった．

　これらのデータからもわかるように，齲蝕・歯周病の分野において質の高いメインテナンスが続くと，次に起こってくる問題は，圧倒的に歯冠・歯根の破折なのである．

　歯根破折の所見（**図50**，**表8**），各種歯冠・歯根破折の様相（**図51**），臨床例（**図52～57**）を以下順に示すので，参考にされたい．

　歯科衛生士は，SPT時のプロービングの際や，細いエキスプローラーで根面のざらつきなどを調べているときに，指先にわずかな段差などを感じたら，すぐに歯科医師に報告する．

　一見，歯周病の急発のように見えるフィステルも，根尖付近より歯頸部寄りに現れた場合には，歯根破折の徴候である可能性が高い（**図58**）．

　パーシャルデンチャーの鉤歯，無髄歯，補綴歯，咬耗，ファセットが激しい歯は，特に警戒を要する．

　X線像で一見歯根破折のように見えても，根管治療で改善する場合もあるため，診断は慎重に行う（**図59**）．

　また，破折部位によっては，接着技法や全帯環コア，エクストルージョンなどのテクニックを駆使することで歯を救える可能性も残されている（**図60～62**）．

●歯の喪失原因

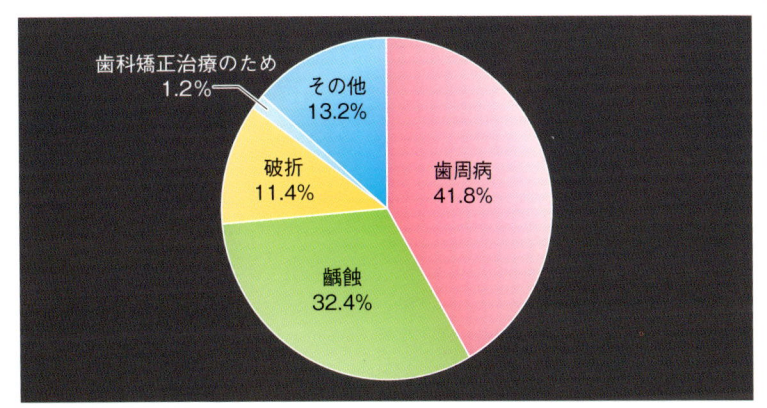

図48-1 破折が原因で抜歯というケースはかなり多い

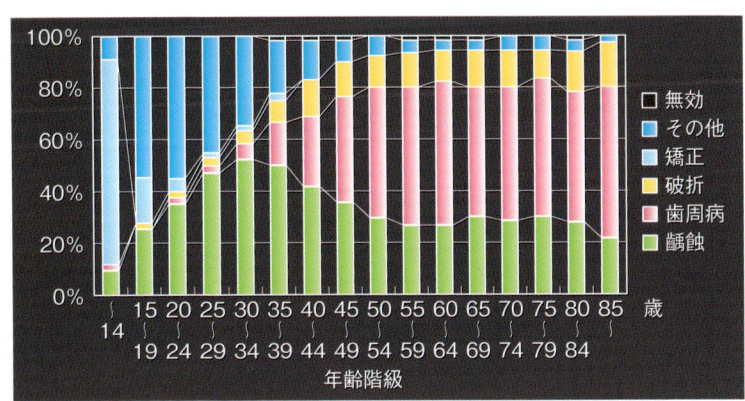

図48-2 40代以降は，歯周病とともに，破折による抜歯が増える（財団法人8020財団：永久歯の抜歯原因調査報告．平成17年より）

●メインテナンスの成果と歯の喪失原因

Axelsson, P, Nystrom, B, Lindhe, J : The longterm effect of a plaque control program on tooth mortality, caries and periodontal disease in adults results after 30 years of maintenance. J Clin Periodontol, 31（9）: 749～757, 2004.
500人以上を対象にテストグループとコントロールグループに分け，3年，6年，15年，30年ごとに口腔内データを取り，その結果から定期検診（メインテナンス）の重要性の科学的根拠を示した研究

図49 30年に及ぶコントロールされた集団でのフォローの結果は，「破折」による抜歯数が圧倒的に多かった

〈表6〉30年間のフォローアップ

メインテナンス開始年齢	30年間で失った本数	調査年齢
20～35歳	0.4本	50～65歳時
36～50歳	0.7本	66～80歳時
51～65歳	1.8本	81～95歳時

62%
歯を失った理由の大半は歯の破折で，歯周病や齲蝕で失ったのは173本中わずかに21本だった

〈表7〉歯の喪失原因

年齢	破折	吸収	齲蝕	外傷	ペリオ	エンド	計
23～35 n=133人	31	6	4	6	2	9	58
36～50 n=100人	49	4	3	2	4	10	72
51～65 n=24人	28	2	5	0	3	5	43
計 n=257人	108 62%	12 7%	12 7%	8 5%	9 5%	24 14%	173本 100%

5 歯根破折

●歯根破折の典型的所見

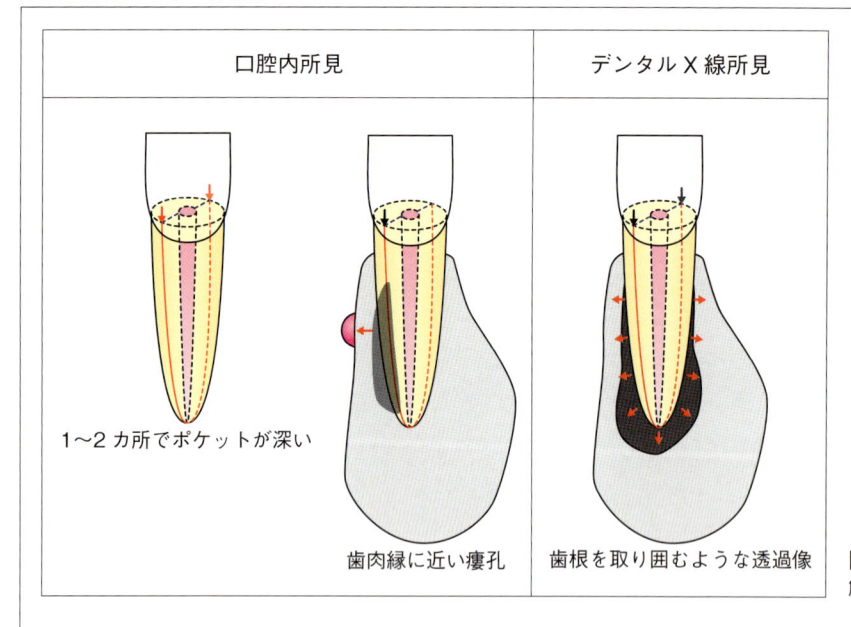

口腔内所見	デンタルX線所見
1〜2 カ所でポケットが深い　　歯肉縁に近い瘻孔	歯根を取り囲むような透過像

図50　口腔内およびデンタルX線所見を理解しよう

〈表8〉歯根破折を警戒する所見

- ブリッジ（特に延長ブリッジ），パーシャルデンチャーの支台歯
- 歯冠・歯根長比が悪い歯
- 歯根破折の発生率の高い歯／上顎第一小臼歯，上顎第一大臼歯近心頬側根，下顎第一大臼歯近心根
- 他の歯の歯根破折の既往
- 無髄歯
- 太い・長いメタルポスト
- 残存歯質が薄い
- 近遠心的に扁平な根

など

（図50および表8は，東京医科歯科大学歯髄生物学分野／和達礼子先生の講演および文献[27]より一部改編して作表・作図しました．ご厚意に感謝します）

●破折の種々相

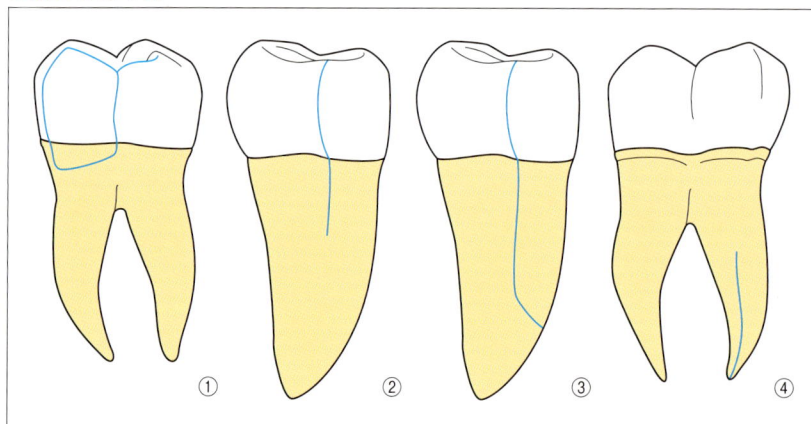

① ② ③ ④

図51-1　歯冠の一部にひびが入ったもの
図51-2　歯冠から歯根の一部にかけて破折したもの
図51-3　歯冠部から根尖付近までの歯質が大きく破折したもの
図51-4　根尖部から破折線が始まっているもの
(Your Guide to Cracked Teeth. American Association of Endodontists, 1998より改変して作図)

● 急激に歯根破折が生じた例

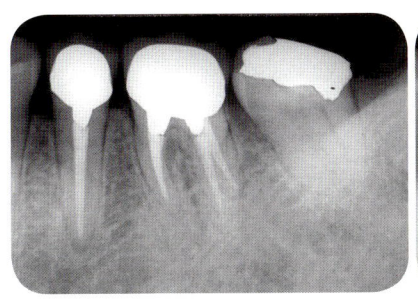

図52-1 53歳，女性．初診時．7̄ の齲蝕治療のみを希望された（2005.6.）
図52-2 4年後の来院時．著しい歯根破折像に驚く（2009.2.） 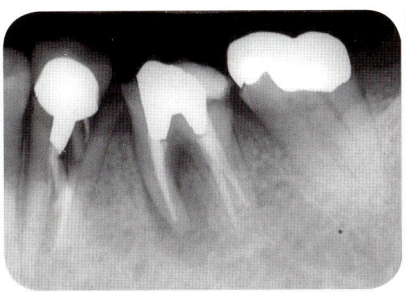
図52-3 骨隆起，下顎骨体，顔貌から，強い咬合力が推測される（2009.2.） 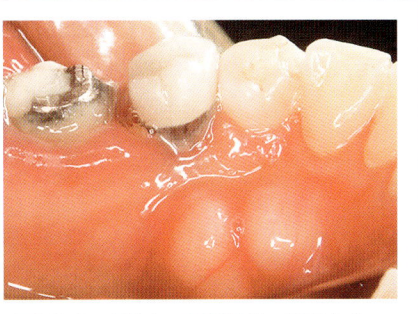

● 歯根破折①

図53-1 61歳，女性．一見 6̄ の近心根が破折しているように見える（2007.5.）
図53-2 6̄ 遠心根の破折を確認．患者さんの希望で経過観察を続ける（2008.11.） 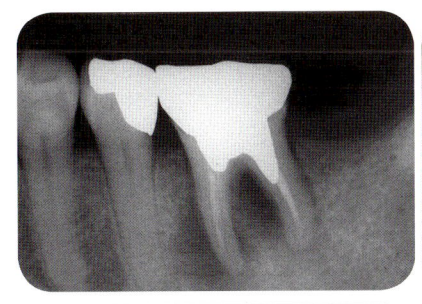 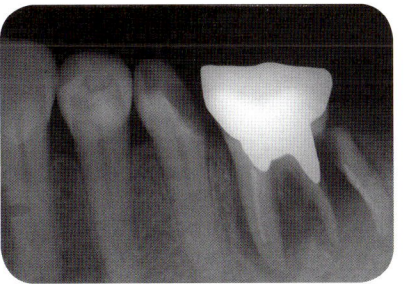 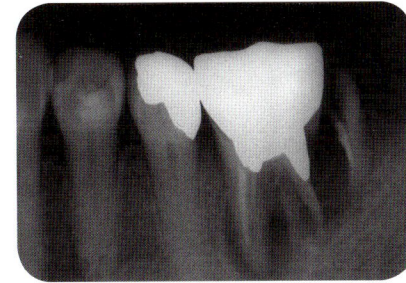
図53-3, 4 破折片が露出してきたため，抜歯．典型的な歯根破折像（2011.7.）

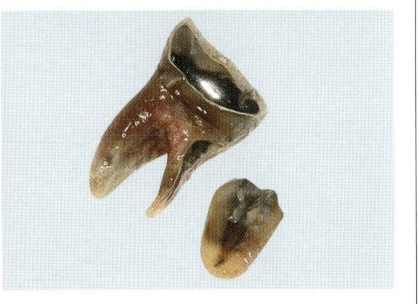

● 歯根破折②

図54-1 48歳，女性．6̄ 遠心根にうっすらと透過像が見える．この時点では特に症状もなく，通常の補綴処置を行った（2004.11.）
図54-2 6̄ 頬側にフィルテルが生じた．歯がときどき浮いたような気がしてしっかり噛めないという．破折の可能性を指摘して経過観察（2006.10.） 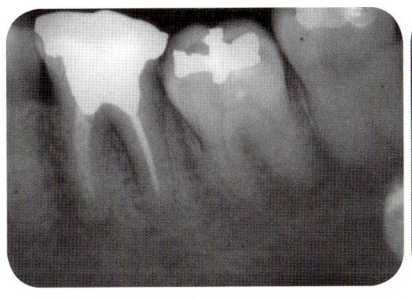 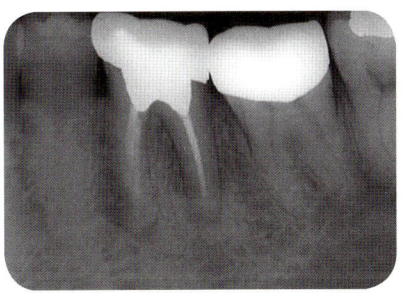 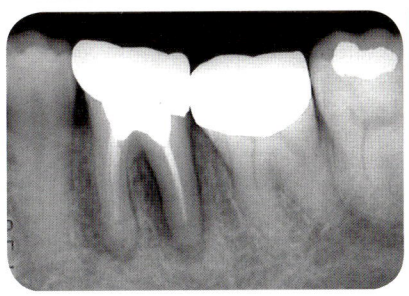 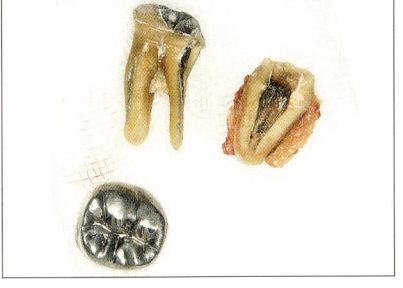
図54-3, 4 その後何度か腫脹を繰り返したため，患者さんの希望で抜歯した．遠心根が完全に縦に破折している（2009.4.）

5 歯根破折

●歯根破折③

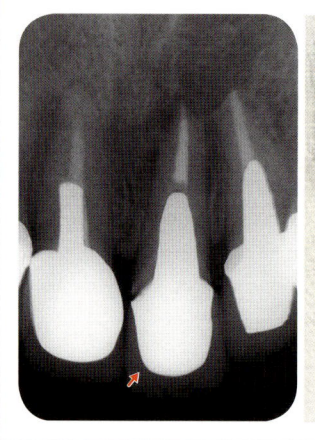

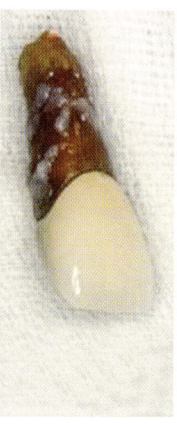

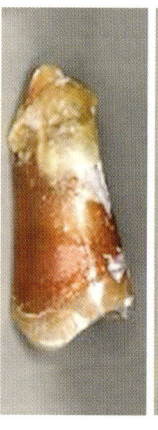

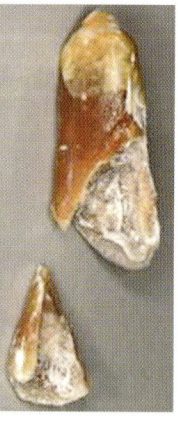

図55 54歳，女性．前歯をぶつけて以来，咬合痛が消えなかった．⎿1が挺出している．しばらくして⎿1の前装冠がコアごと脱離してきた．破折歯を抜歯したところ，唇側に大きな破折が認められた．これを見ると，「太いメタルコアで歯根を補強する」という考えが誤りであることがわかる

●歯根破折④生活歯の場合

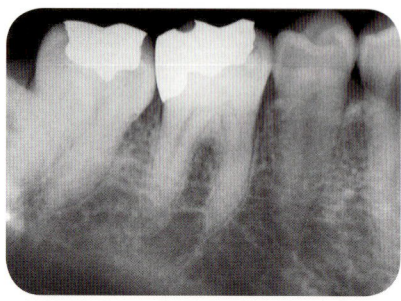

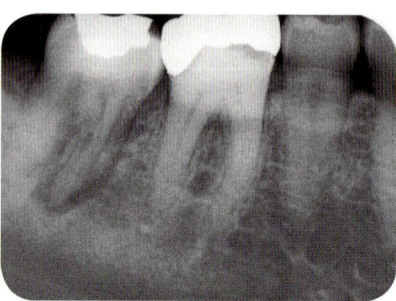

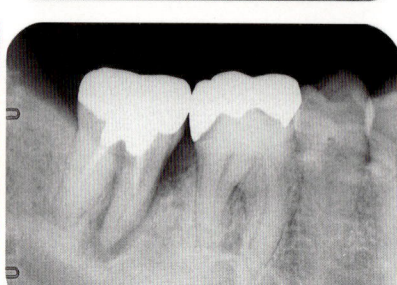

図56-1 47歳，女性．6⏌近心の歯冠破折をクラウンで修復した（2001.4.）

図56-2 7⏌の近心根に透過像が出現．咬合痛あり（2008.5.）

図56-3～5 7⏌近心根の根管充填を試みたが，途中でリーマが止まって拡大できない．結局，補綴後も咬合痛が消えず，根管充填後2ヵ月で抜歯した．近心根の歯頸部付近から根尖にかけて縦破折が認められた．臼歯部頬側の著しい骨隆起を見ても，相当の咬合力（破折力）だったことが推察される（2008.8.）

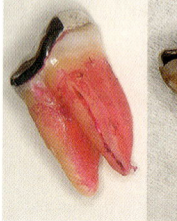

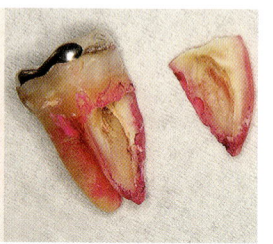

●歯根破折⑤

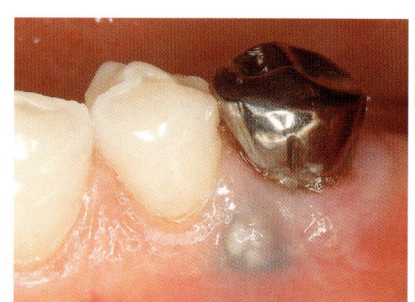

図57-1 61歳，女性．歯頸部付近にフィステルがある．パーシャルデンチャーの鉤歯，無髄歯，咬耗など，歯根破折特有の条件がそろっている

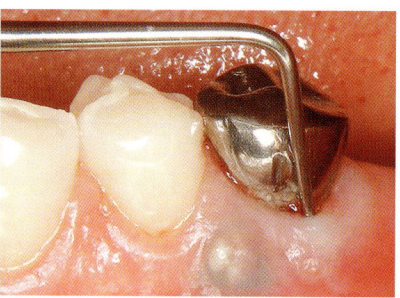

図57-2 プロービング時．フィステルの部位によっては，歯周炎の急性発作のように見えることもあるが，プローブを入れてもほとんど入らないため，歯根破折を疑った

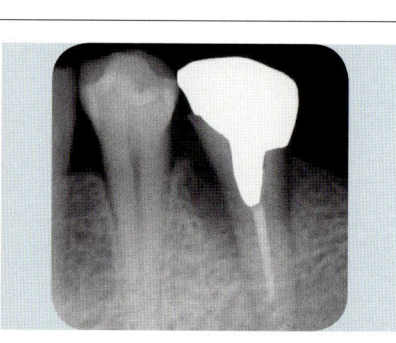

図57-3 同X線像．近心歯根壁にうっすらとひびのような影がある．患者さんには破折の可能性が高く，抜歯となる可能性が大であることを説明し，今後の治療法について相談する

●歯根破折⑥

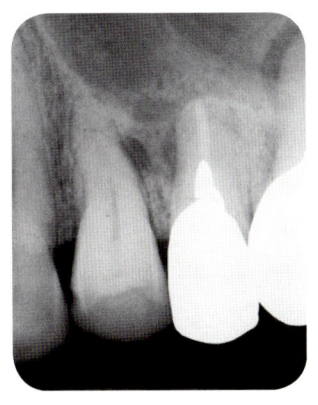

図58-1 51歳，男性．歯周病管理で定期的に通院している．噛みしめ，食いしばり，全顎的な咬耗がある．|4 遠心と 5| 近心に陰影を認める．この時点ではどちらが原因歯か不明．噛みしめの自覚，咬合痛などはない（2001. 9.）

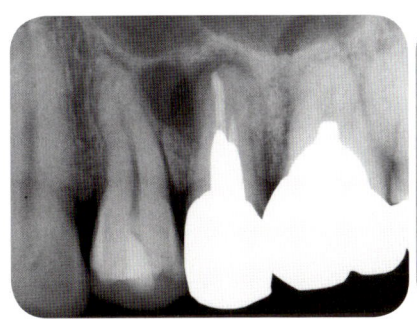

図58-2 |5 6 頬側にフィステルを認める．しっかり噛めないとのこと．破折の可能性と再治療が難しいことを伝えるが，患者さんは積極的な治療を望んでいない．硬い食べ物が好きなので，担当歯科衛生士がSPTの際に繰り返し食生活について指導．|4 に咬耗による冷水痛が生じ，抜髄処置を行った（2002. 9.）

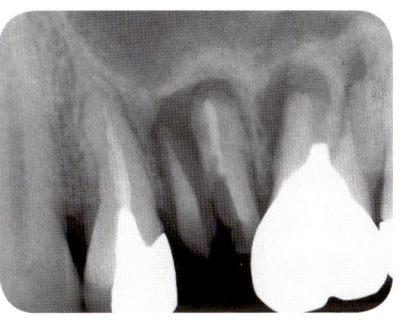

図58-3 とうとう 5| が歯根破折．|6 の根周囲にも破折特有の影が出てきている．このような状況に至っても，患者さんは抜歯を望んでいない．何度も説明しているのだが，ナイトガードも入れたくないという．ケアとはつくづく難しいものだ（2008. 2.）

●歯根破折⑦

図59-1 術前．一見3歯ともホープレスかと思われたが，実際には歯根破折は 5| のみだった（1986. 6.）

図59-2 5| を抜歯し，|6 4| の根管治療後，ブリッジにて補綴．6年後の状態．根周囲の陰影は改善している（1992. 3.）

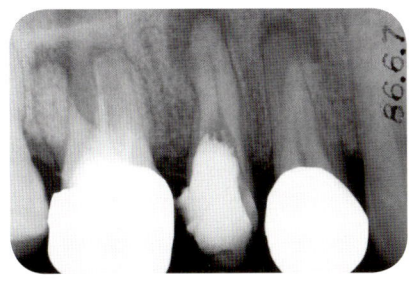

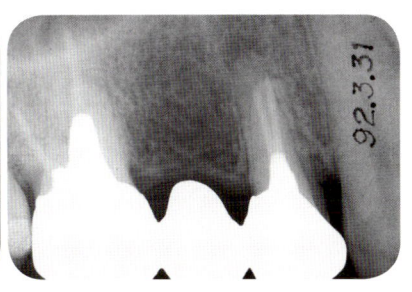

●歯根破折部の改善にエクストルージョンを応用

図60-1 27歳，女性．5| の頬側が破折した（2010. 1.）

図60-2 単根歯のため，エクストルージョン（extrusion）にて歯肉縁下部を縁上に露出させる

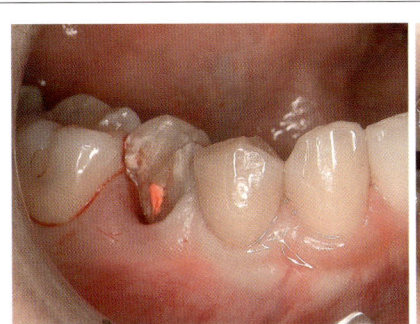

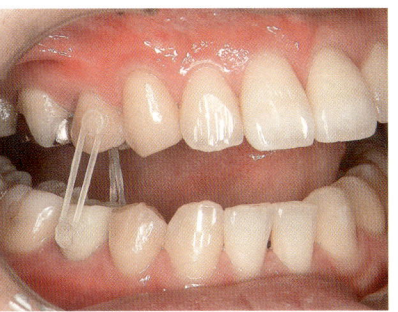

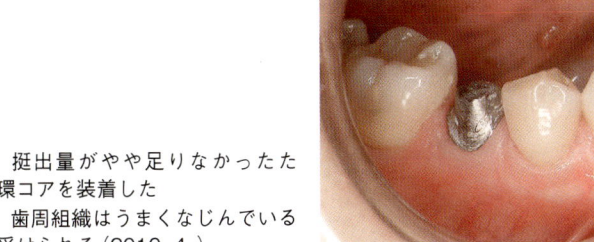

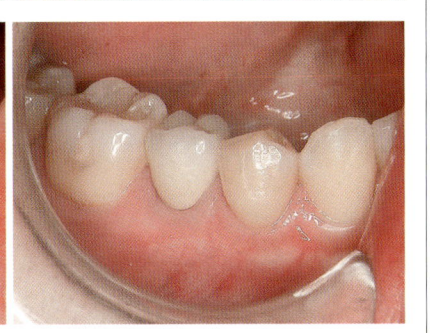

図60-3 挺出量がやや足りなかったため，全帯環コアを装着した

図60-4 歯周組織はうまくなじんでいるように見受けられる（2010. 4.）

45

●縦破折歯を接着後，再植で対応

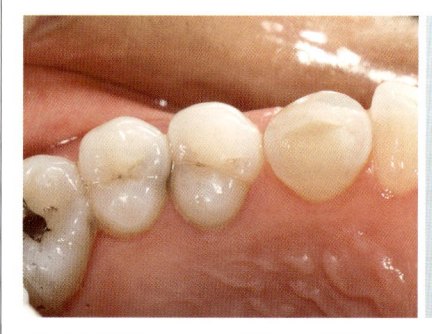

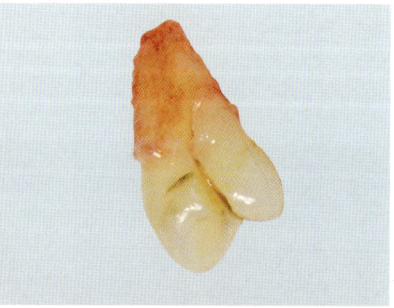

図61-1, 2 44歳，女性．4|の縦破折にて来院．単根歯で，根は短い（1994.11.）

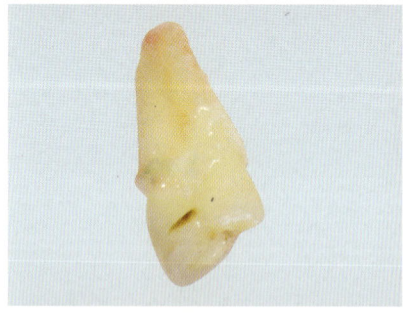

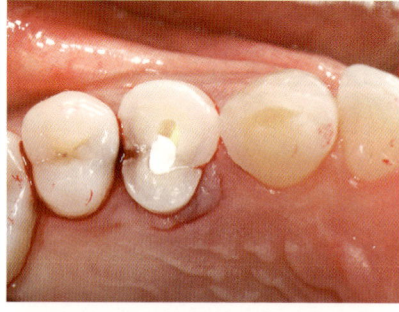

図61-3 いったん抜歯して，スーパーボンドで接着．根面は乾燥させないよう，また歯根膜に指や器具が触れないようにする

図61-4 抜歯窩に再植した後，根管治療を行う．両隣在歯とスーパーボンドで固定．歯冠は大幅に削合してしまう（1994.11.）

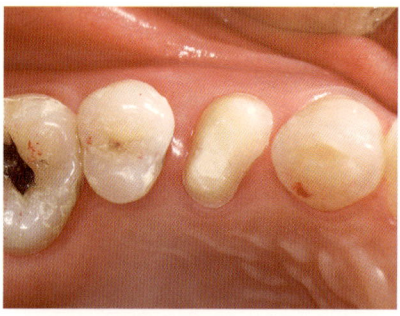

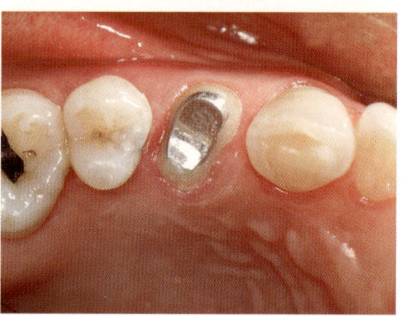

図61-5 根管充填後に固定をはずし，グラスアイオノマーセメントで築造し，テンポラリークラウンで様子をみる．当該部は対合歯と咬合させない

図61-6 約6ヵ月後，メタルコアをスーパーボンドでセット．さらに経過観察．硬い食べ物，噛みしめなどをについて指導する（1995.5.）

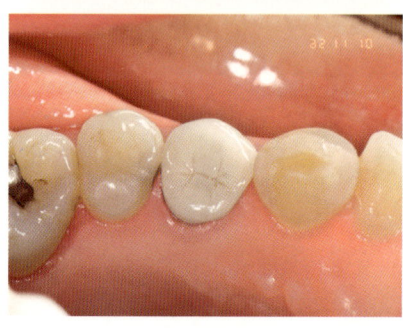

図61-7 約1年後に，経過良好のため，最終補綴．側方のガイドに気をつける．この後，数ヵ月おきのメインテナンスを続ける（1995.11）

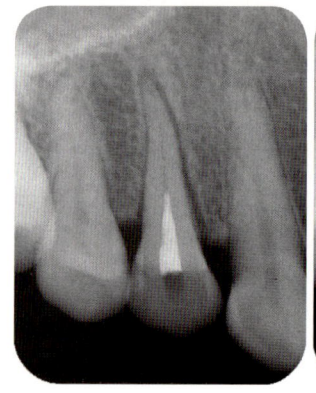

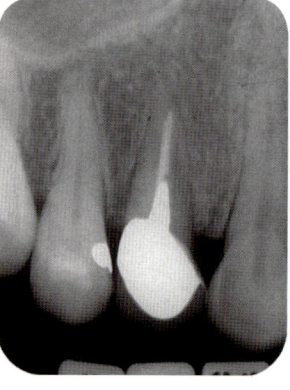

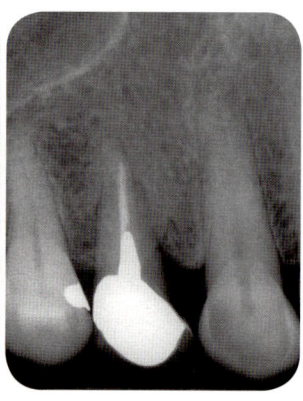

図61-8 再植後3日目のX線写真（1994.11.）

図61-9 再植後1年10ヵ月，補綴物装着から10ヵ月経過時（1996.9.）

図61-10 再植後15年経過時．メインテナンスごとの指導が効を奏したのか，順調に経過している（2009.4.）

● 歯根破折部を全帯環コアにより修復

図62-1, 2 64歳，男性．根管治療後に 4| の舌側歯質が破折してしまった．咬合調整を怠った歯科医（筆者）の責任も大きい（2009. 10.）

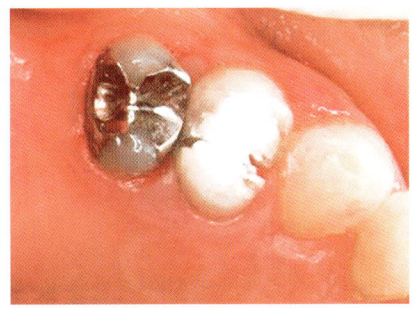

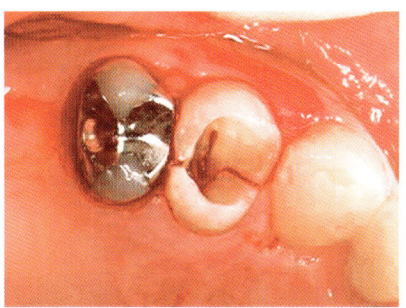

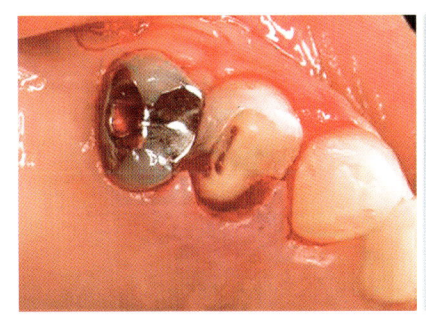

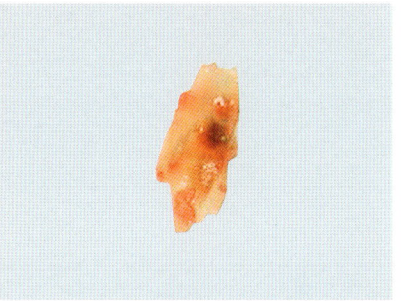

図62-3, 4 破折片を除去したところ，歯肉縁下深いところで割れていた

図62-5 傷の回復を待ってメタルコアの印象をする．この際，舌側のマージン部が精密に採れていなければならない

図62-6 残存歯質の補強とマージン付近の構造のシンプル化を目的として，全帯環タイプのメタルコアを作製する．歯肉縁下に入る部分のコアの表面はハイポリッシュし，適度な歯肉サポートが得られるようなカントゥアとする

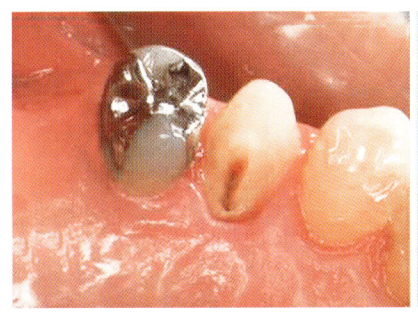

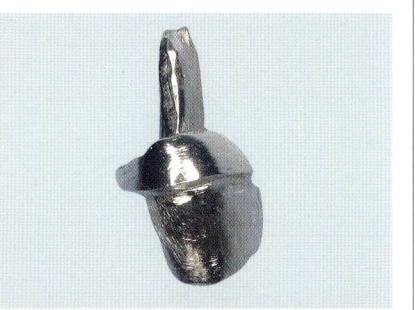

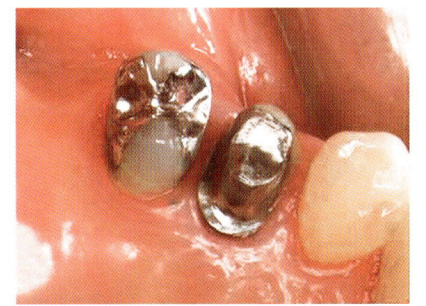

図62-7 脆弱化した歯質とコアの装着には，象牙質接着性のレジンセメントを用い，両者の一体化を期待する

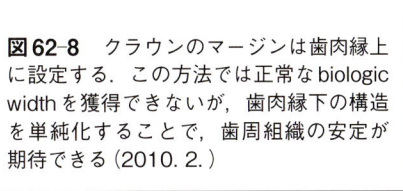

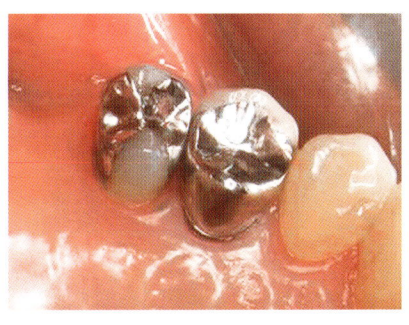

図62-8 クラウンのマージンは歯肉縁上に設定する．この方法では正常なbiologic widthを獲得できないが，歯肉縁下の構造を単純化することで，歯周組織の安定が期待できる（2010. 2.）

5 歯根破折

破折歯の経過観察とケア型医療

　筆者は以前から，歯科医療のもつケア的な側面に焦点を当て，「疾患の進行を抑え，長期的に安定した状態を獲得するために，患者さん一人ひとりのリスクを考慮しながら，継続的なケアに軸足を置いた医療のあり方」をケア型医療と定義し，おもに歯周病のメインテナンスで実践してきた[18]．

　歯根破折においても，この考え方を適用することで多くの歯の延命に成功しているので，本章で症例を提示したい．

　下野らによれば，歯根の垂直（縦）破折は水平（横）破折に比べ圧倒的な予後不良が報告されており[19]，抜歯して次の処置に移るというのが通法となっている．しかし患者さんによっては，それを希望しない場合も多く，このようなケースで，初診時に安易に手をつけてしまうと，「クラウン撤去の衝撃などで歯が割れた」など，不信を招いてしまうこともあるので注意しなければならない．

　歯根破折に伴う痛みや腫れなどの症状が著しくない場合には，当院ではおもに歯科衛生士による長期的なケアで対応している．その際に大切なことは，「同処置があくまで現状維持のためのものであり，治癒や咬合回復を期待するものではない」という患者さんとの共通認識である．

　具体的な手段は，炎症のコントロールとしては歯肉縁上のPMTC，歯肉縁下のデブライドメント，力のコントロールとしては咬合調整をメインとしている（図71）．メインテナンスの間隔は，リスクに応じて2～4ヵ月を基準とする．詳しくは症例を参照されたい（図63～69）．

　一方，水平破折については図70のように，本人がいつ折れたかわからないまま長期経過しているケースや，図72のように若年者の歯根未完成歯の破折が経過観察で良好に推移している例もある．

　水平破折の対応のポイントは，初期固定と初期感染予防である．これらに留意すれば，下野らがいうように，縦破折に比較して予後がよいのは明らかなようだ．

　なお，ケア型医療全般においては，実際のケアの質もさることながら，患者さんと継続してかかわるためのメインテナンスシステムが欠かせない．

　そこには，一人ひとりのリスクに気を配りながら，「医院サイドで継続してお世話していく」という発想や，「この患者さんを一生診ていこう」という覚悟のようなものが必要である．

　さらに，長いメインテナンスを通して，それぞれが抱える口腔領域以外の問題に対しても，そのときどきに応じて適切な指導や援助ができる医療人としての資質，経験，豊富な知識が要求される．

PMTC
professional mechanical tooth cleaning：専門教育を受けた歯科衛生士，歯科医師らが，歯肉縁上および歯肉縁下1～3mmのプラークを機械的清掃用具とフッ化物配合研磨材を用いて取り除くこと（Axelsson, P.：臨床予防歯科の実践．EIKO CORPORATION, 1992, 1984．）

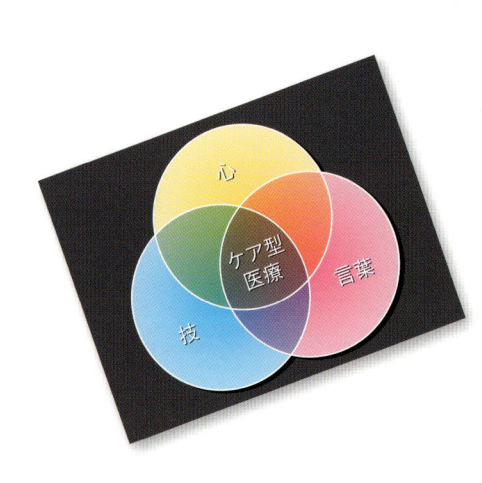

● 破折歯の経過観察①

図63-1 69歳，男性．|5 を白い歯にしたいという主訴で来院．歯根破折の可能性を説明し，咬合調整で経過観察することにした（2005.2.）
図63-2 1年後．予想どおり破折が生じていた（2006.6.）
図63-3 4年後．患者さんは痛みや不快感がないので，現状維持を希望（2009.1.）

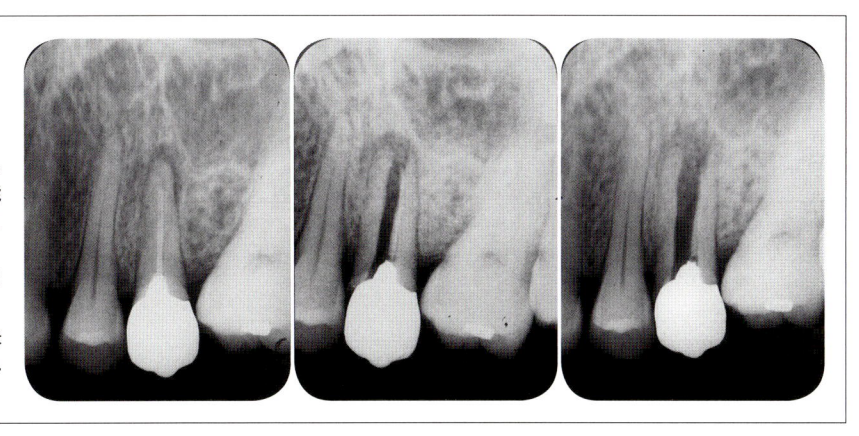

● 破折歯の経過観察②

図64-1 46歳，男性．当院で 5| のクラウンを作製（2000.1.）
図64-2 10年後に歯根が縦破折を起こした（2010.4.）
図64-3 臨床的には全く症状がないため，SPT時の咬合調整で経過を観察している（2011.8.）

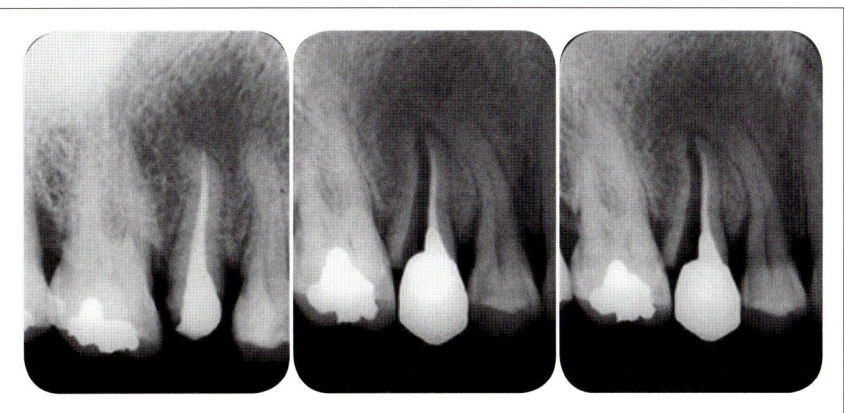

● 破折歯の経過観察③

図65-1 53歳，5| の歯根破折を察知した（2006.8.）
図65-2 3年後，抜歯を勧めたが同意が得られず，歯周治療のメインテナンスとあわせて経過観察（2009.10.）
図65-3 5年後，5| に咬合痛が出てきたが，腫脹，発赤などの炎症症状はない（2011.8.）
図65-4〜6 6年後になって，ようやく抜歯を希望された．同部にはインプラントを予定している（2012.2.）

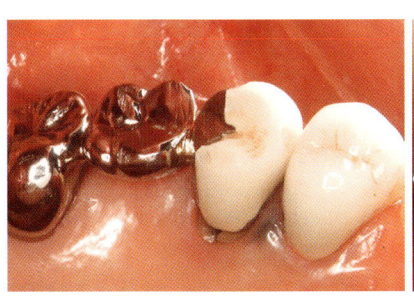

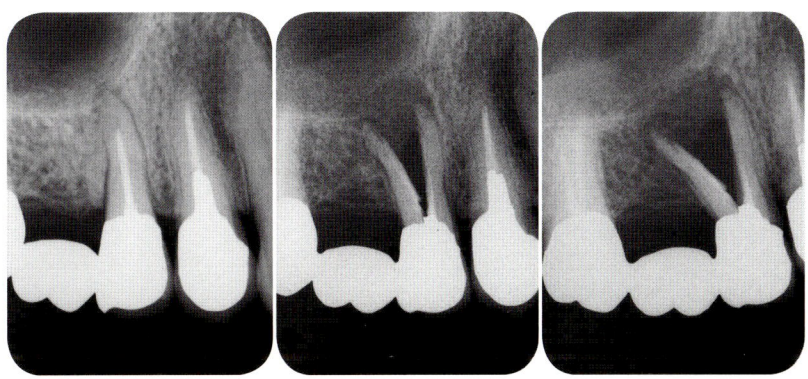

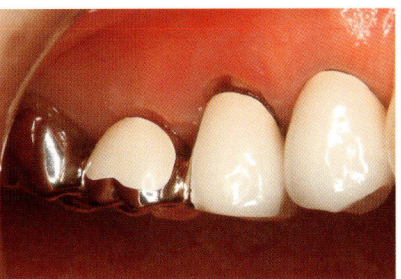

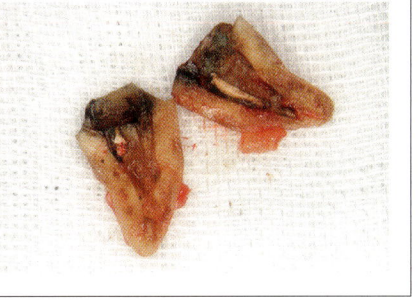

5 歯根破折

●破折歯の経過観察④

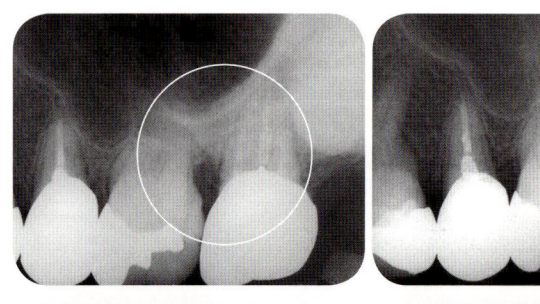

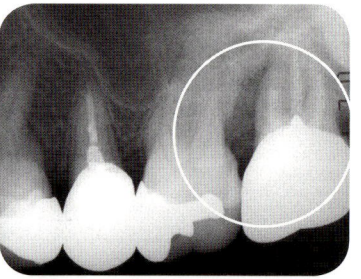

図66-1, 2 60歳, 女性. 初診から13年目のメインテナンス時に7┘近心根の破折に気づいた. 若干の咬合痛があったが, 咬合調整で改善した（1996. 3.→2009. 8.）

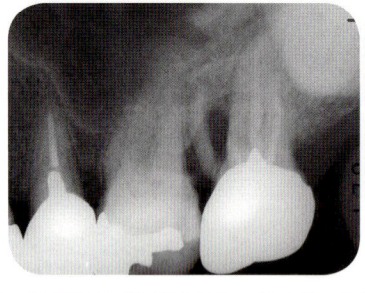

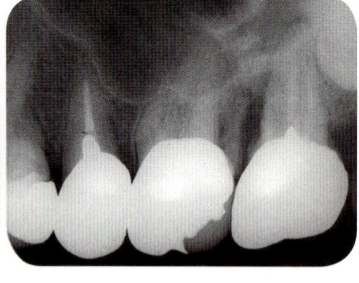

図66-3 SPT時に同部を注意深くデブライドメントするとともに, フレミタスを感じたら, すかさず, わずかずつ咬合を落としていく（2010. 4.）

図66-4 7┘の近心頰側根が近心に移動して, 6┘の第4根のようになっている. 症状は全くない（2011. 12.）

●破折歯の経過観察⑤

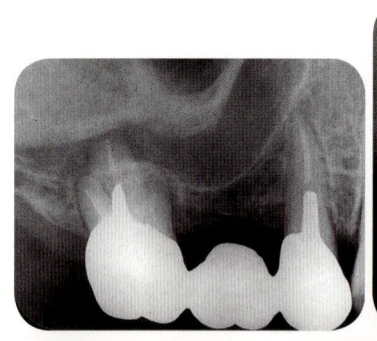

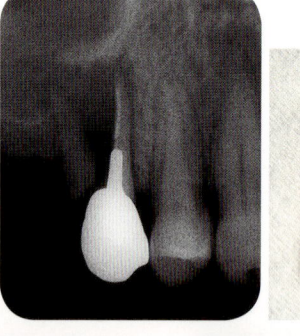

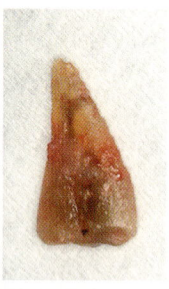

図67-1～3 61歳, 男性. ブリッジ装着から10年目に┌5の歯根破折を起こした. 破折片を取り除いて経過を観察（1999. 11.→2009. 11.）

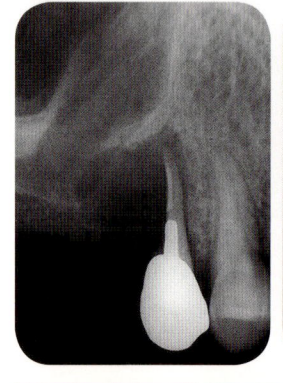

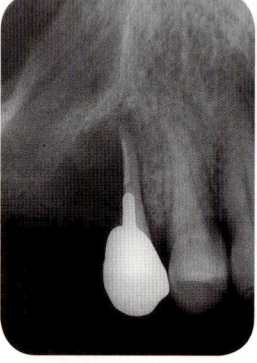

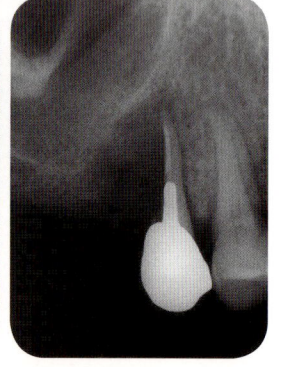

図67-4～6 その後のX線写真の推移. 動揺はほとんどない. 患者さんは硬い食べ物に気をつけるなど, いたわって使ってくれている（左から2010. 4., 2010. 10., 2012. 1.）

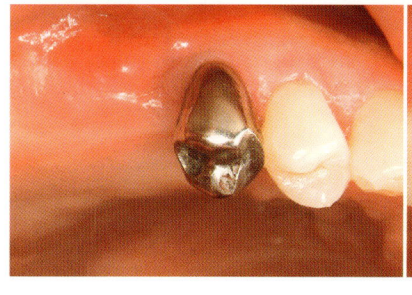

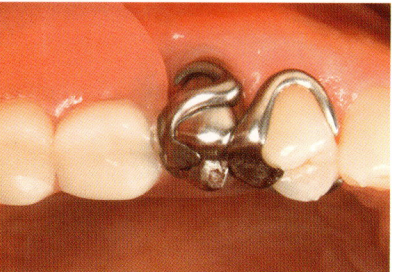

図67-7, 8 定期的なSPTの成果により┌5の周囲にも全く炎症はない. 義歯のクラスプで┌5が固定されている（2012. 5.）

●破折歯の経過観察⑥

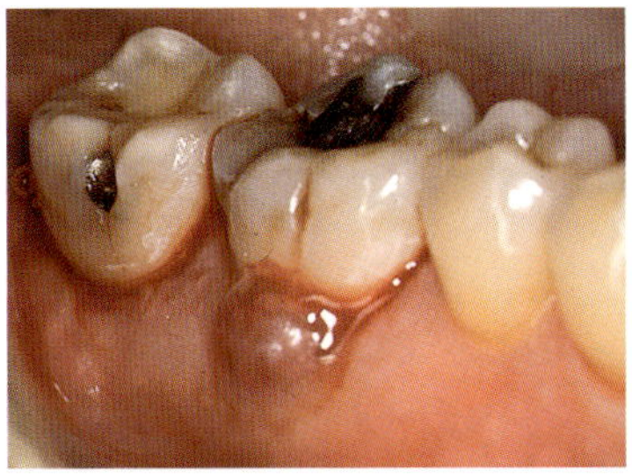

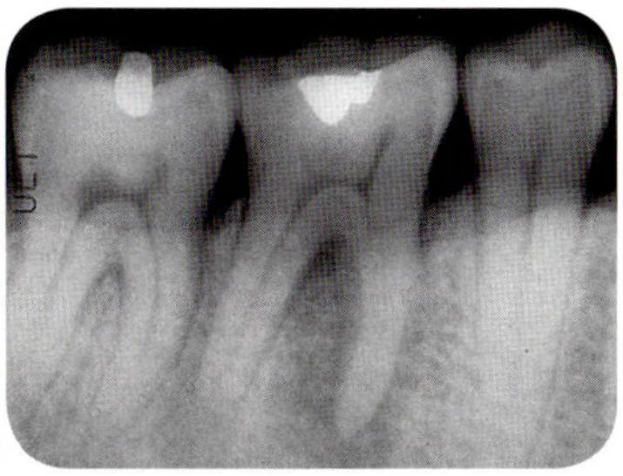

図68-1，2 49歳，男性．6| に歯髄炎由来のフィステルがある．臼歯部の咬耗が著しい（1995.7.）

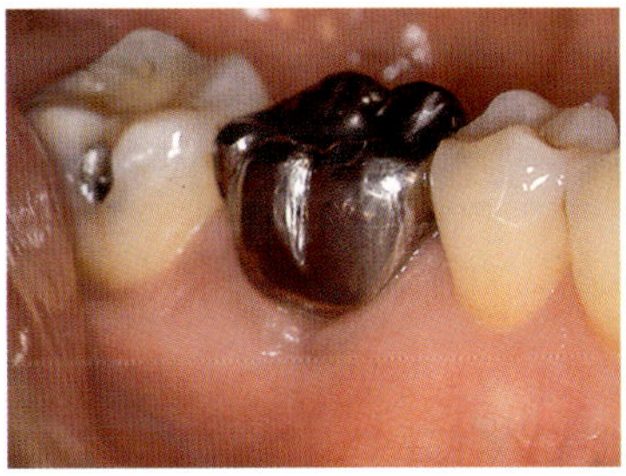

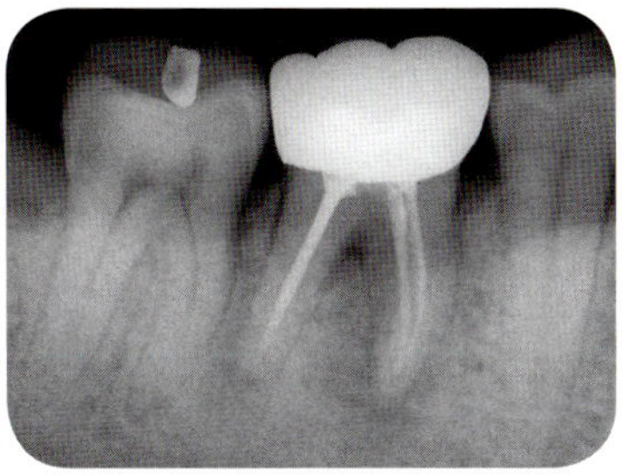

図68-3，4 2ヵ月後の補綴完了時．十分な歯質が残っていたため，メタルコアを入れていない（1995.9.）

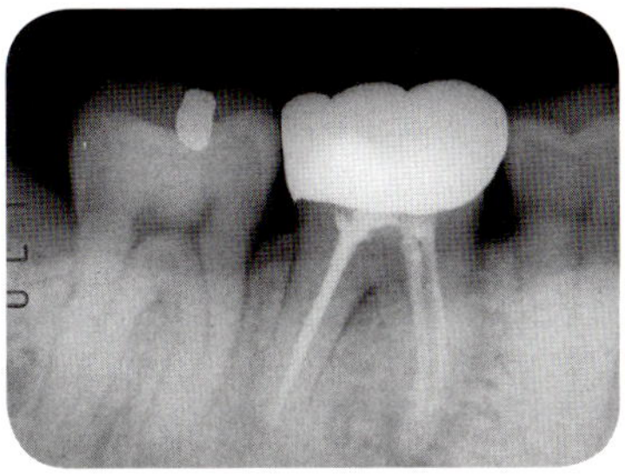

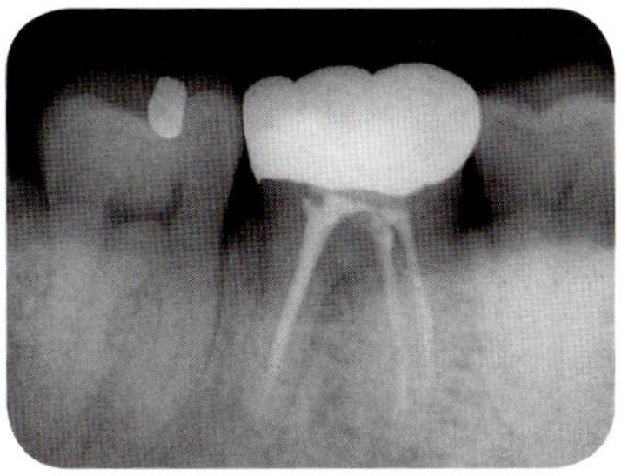

図68-5 補綴物装着から半年後（1996.3.）
図68-6 同1年後．根尖の陰影はほぼ消失し，順調に回復したかと思われた（1996.10.）

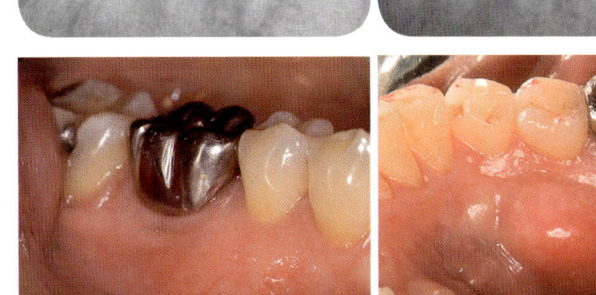

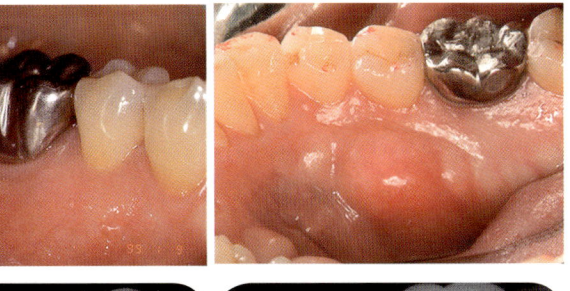

図68-7，8 同3年半後．舌側に骨隆起がある．クラウンの咬合面がわずか3年で相当すり減っている（1999.1.）

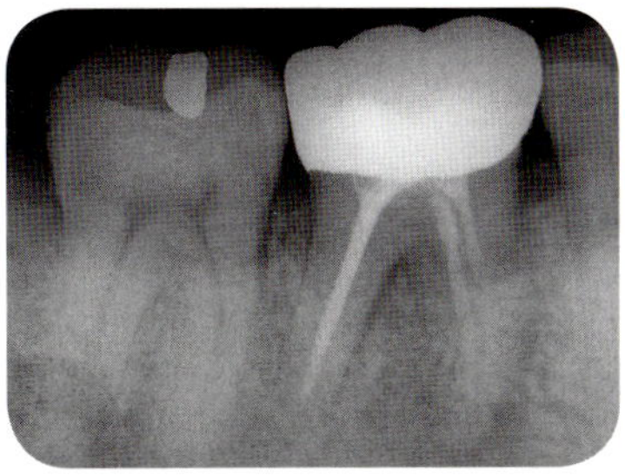

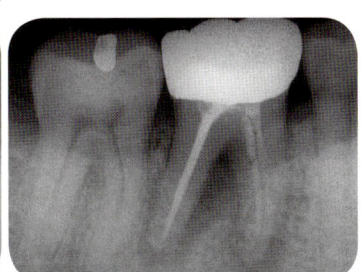

図68-9 11年半後．再び根尖付近に影が現れた．歯根破折の徴候と思われる（2007.3.）
図68-10 同13年後．根分岐部の陰影が大きくなってきた（2008.5.）

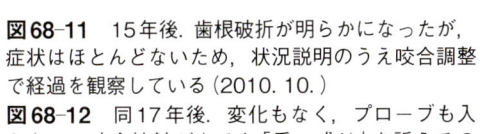

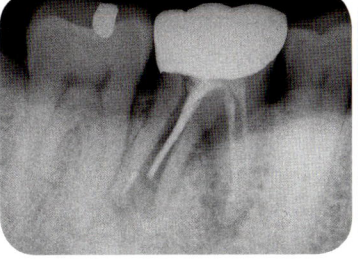

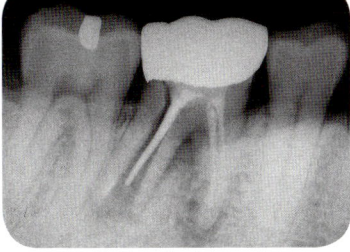

図68-11 15年後．歯根破折が明らかになったが，症状はほとんどないため，状況説明のうえ咬合調整で経過を観察している（2010.10.）
図68-12 同17年後．変化もなく，プローブも入らない．咬合接触があると「重い感じ」を訴えるので，わずかずつ咬合を落として対応している（2012.5.）

5 歯根破折

● 破折歯の経過観察⑦

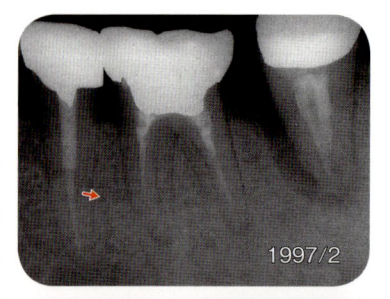

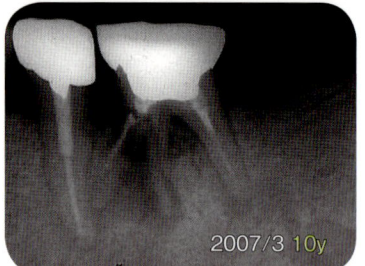

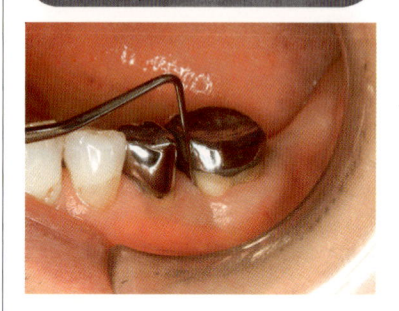

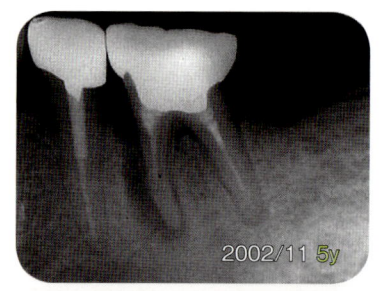

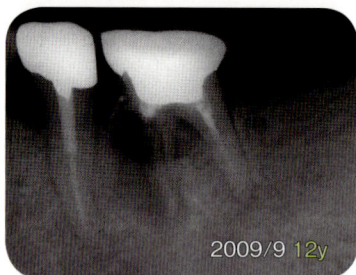

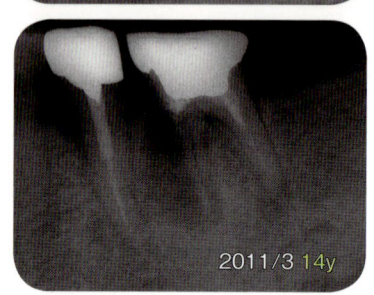

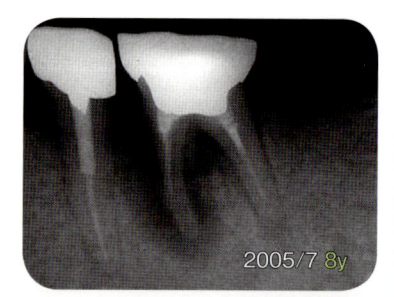

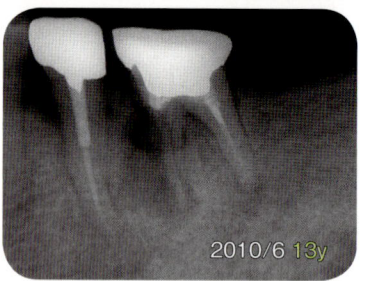

図69 55歳，女性．6̄近心根は1997年の初診時から破折を疑う．何度も抜歯を勧めたが，かたくなに温存を希望．全顎にわたる歯周病はよくコントロールされている．3〜4ヵ月おきのSPTには欠かさず来院．基本は継続した炎症のコントロールとこまめな咬合調整だが，担当衛生士の根気よいケアがなければこのような医療は成立しない

● 水平破折

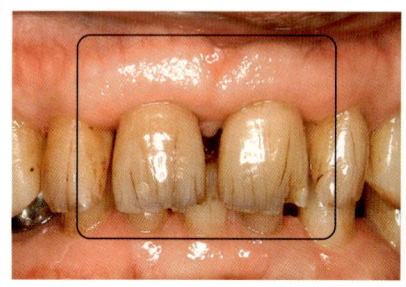

▶ X線像は左から2007.2., 2009.2., 2011.5.

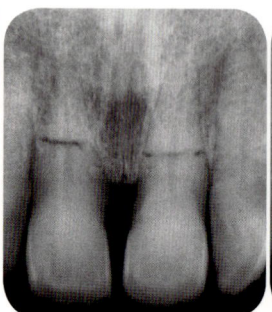

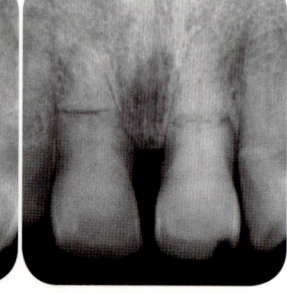

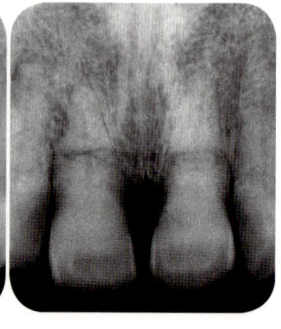

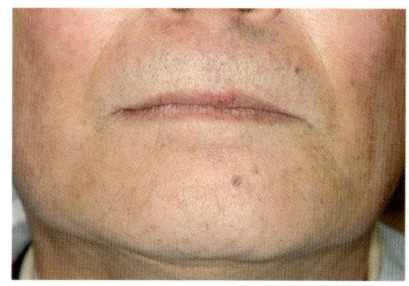

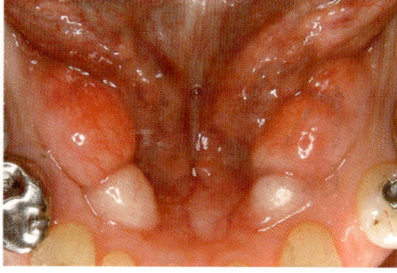

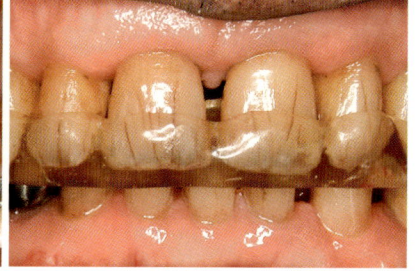

図70 70歳，男性．1998年初診．おもに歯周治療・管理で継続して来院している．硬い物が大好きで，バリバリ食べている．当初噛みしめはしていないといっていたが，臼歯部が次々と割れていくので，徐々に自覚するようになる．2007年2月，前歯をぶつけて動揺が生じた．初診時のパノラマ写真では不明だが，1|1の水平破折は以前からあったらしい．噛みしめ，噛み方の指導を何度も行い，経過を見ていたところ，動揺は徐々におさまってきた．その後，現在まで経過良好．このことをきっかけにナイトガードを作製し，現在に至る

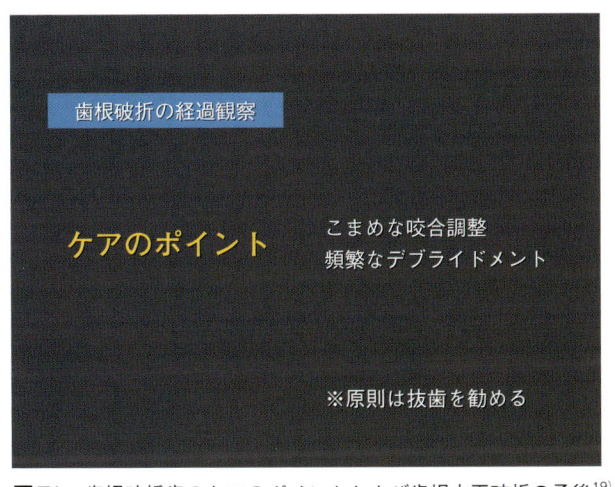

図71 歯根破折歯のケアのポイントおよび歯根水平破折の予後[19]

●歯根未完成歯の水平破折

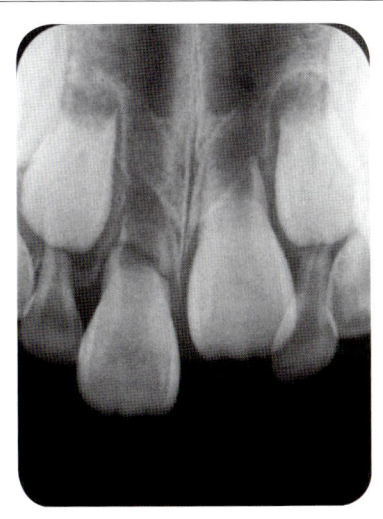

図72-1 7歳，男子．打撲により 1| の歯根が斜めに破折している．残存歯とスーパーボンドで固定して1ヵ月．初期固定と初期感染に気をつける（1995.1.）

図72-2〜7 その後の経過像．歯根は順調に成長している．17年経過したが，破折部に特に異常はない．残念ながら齲蝕予防はうまくいかなかった

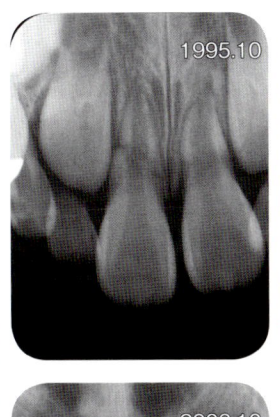

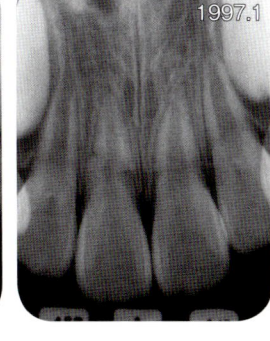

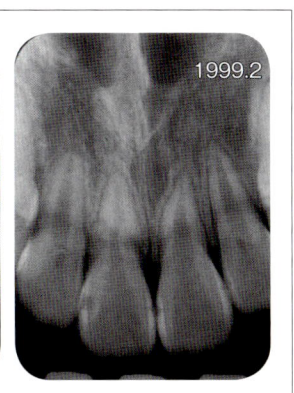

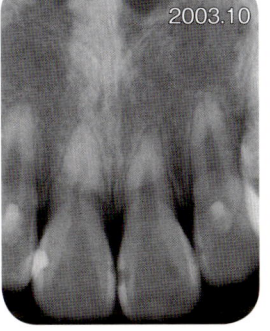

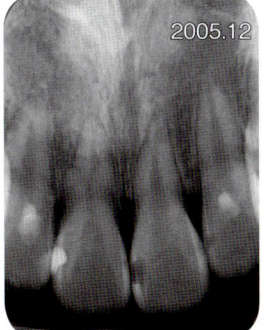

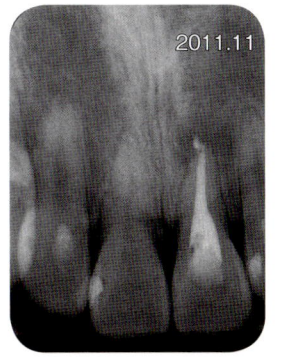

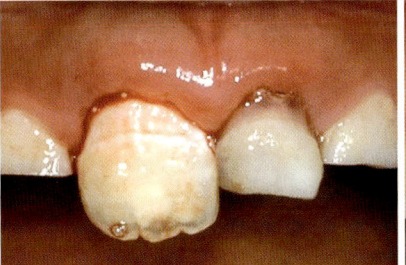

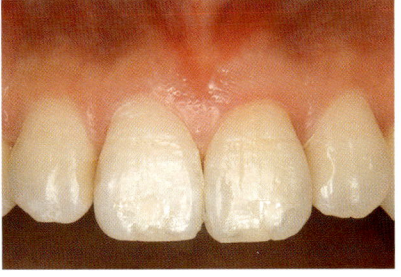

図72-8 受傷直後（1994.12.）
図72-9 同17年後（2011.11.）

5 歯根破折

ファイバーポストによる歯根破折予防

本項では歯根破折の予防策として，ファイバーポストの利用について述べる．まず注目したいのは，「歯冠部歯質の高さが1〜2mmあれば，金属製ポストがあってもなくても破折強度に差がない」という福島らの報告である[20]．

つまり，そのような場合には，レジンコアのみで十分であり，物性がレジンと全く異なる既成ポストなどは，かえって歯根破折の原因になるとしている．

さらに，歯冠部の崩壊が進んだ場合のファイバーポストと金属製ポストを比較すると，弾性係数が象牙質と同程度に調整してあるファイバーポストのほうが歯根破折防止には有利といえると述べている．

ファイバーポスト使用時の注意点と，根管のどの位置に何本立てるかについて，この報告（**図73**）をもとに臨床例で解説する（**図75〜77**）．

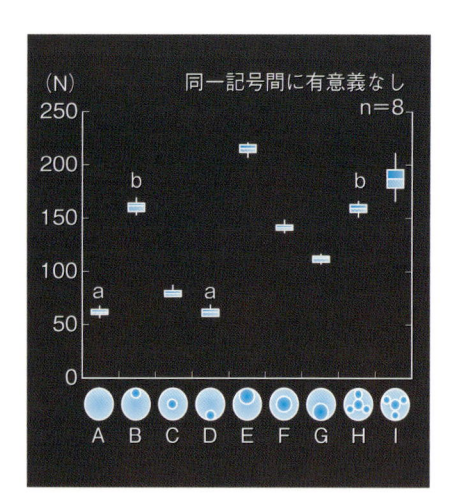

図73 ポストを円筒の中央に配置しても補強効果は少なく，引張応力が発生する部位を選んで配置すべきことがわかった．ポスト孔が漏斗状を呈し，ポストを挿入してもなお空隙のある場合は，アクセサリーポストとしてさらにポストを追加したり，ポストを補強するスリーブを利用することが有効であることが示された（[20]より）

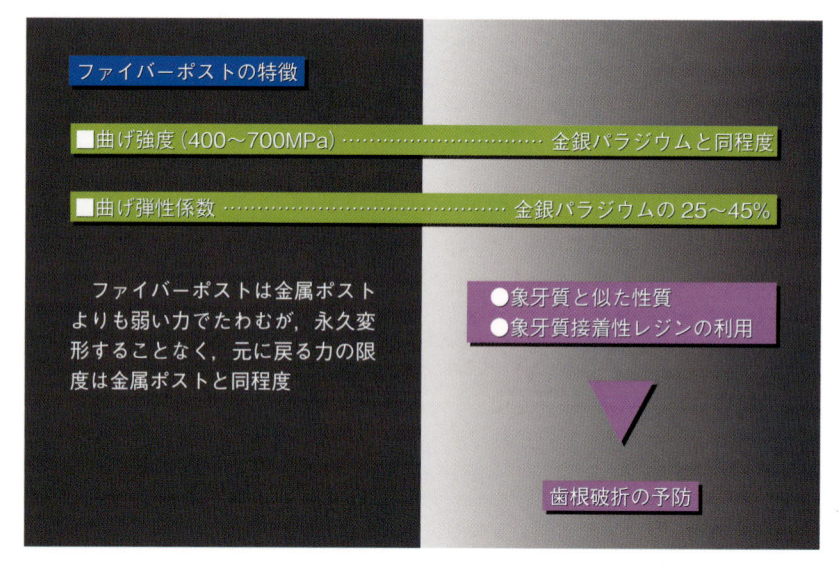

図74 ファイバーポストの特徴

● 単根歯にファイバーポストを使う場合の注意点

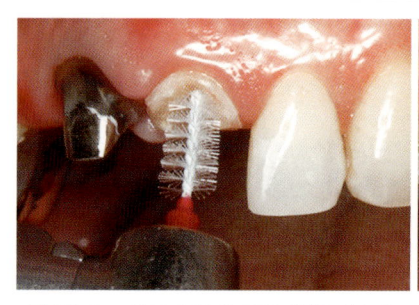

図75-1 ポスト孔はPTC歯間ブラシ（GC）でよく清掃し，接着を妨げる仮着用セメントやガッタパーチャをしっかり取り除く

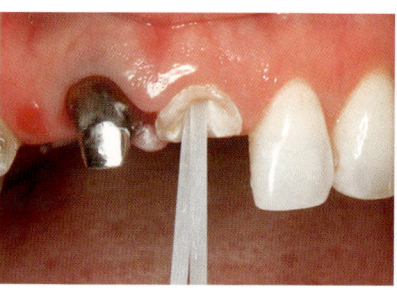

図75-2 頰側（舌側）寄りに立てる．太めのポストを選び，必要に応じて，アクセサリーポストを使う

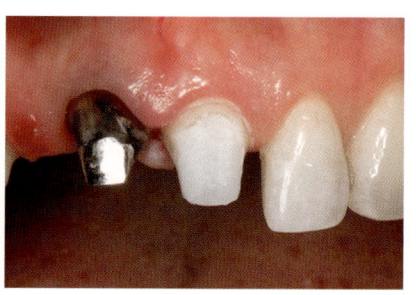

図75-3 支台歯完成時．フェルールが一部でも残っていることが重要

●ファイバーポストの使用①

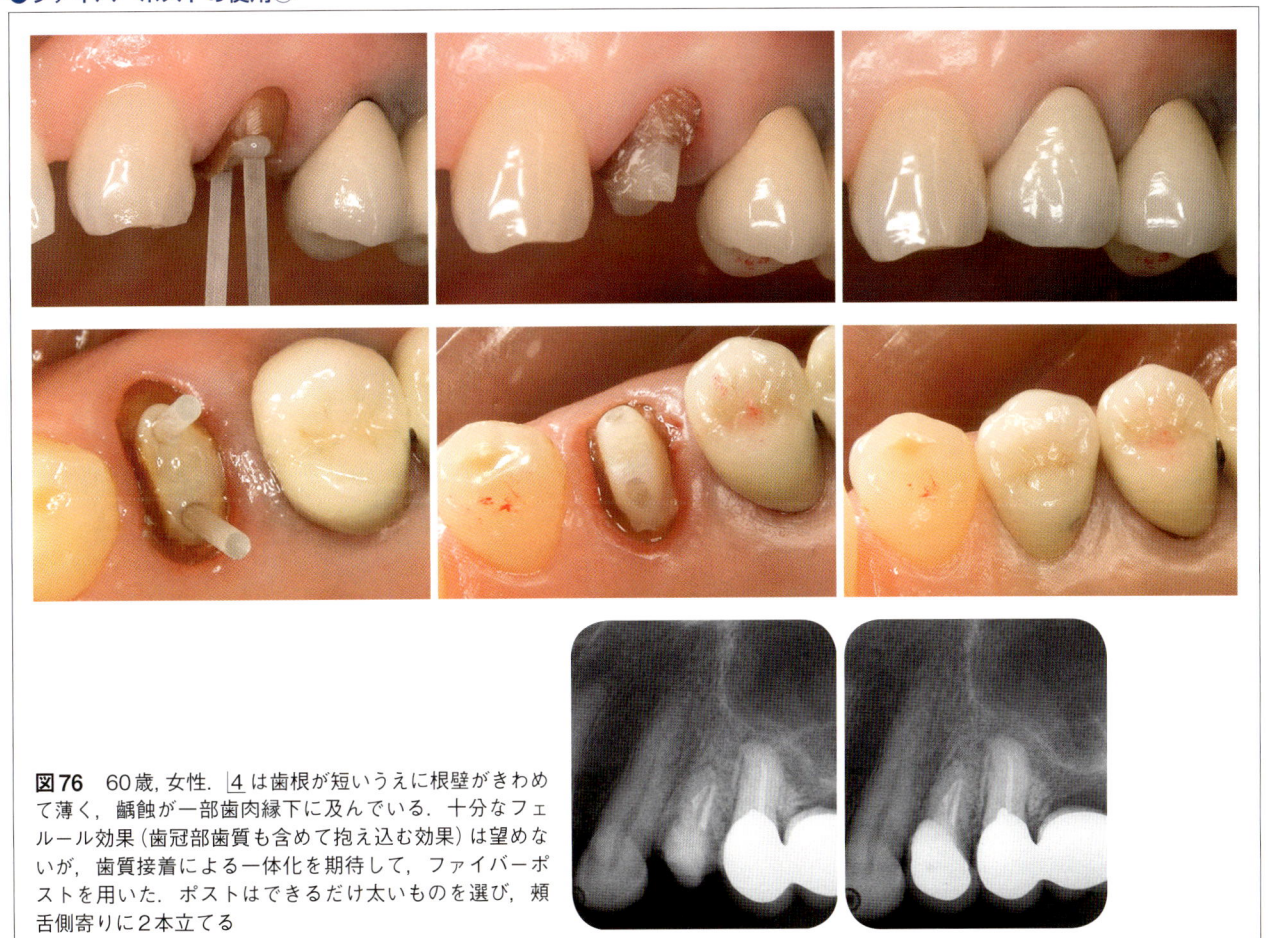

図76 60歳，女性．⎿4 は歯根が短いうえに根壁がきわめて薄く，齲蝕が一部歯肉縁下に及んでいる．十分なフェルール効果（歯冠部歯質も含めて抱え込む効果）は望めないが，歯質接着による一体化を期待して，ファイバーポストを用いた．ポストはできるだけ太いものを選び，頰舌側寄りに2本立てる

●ファイバーポストの使用②

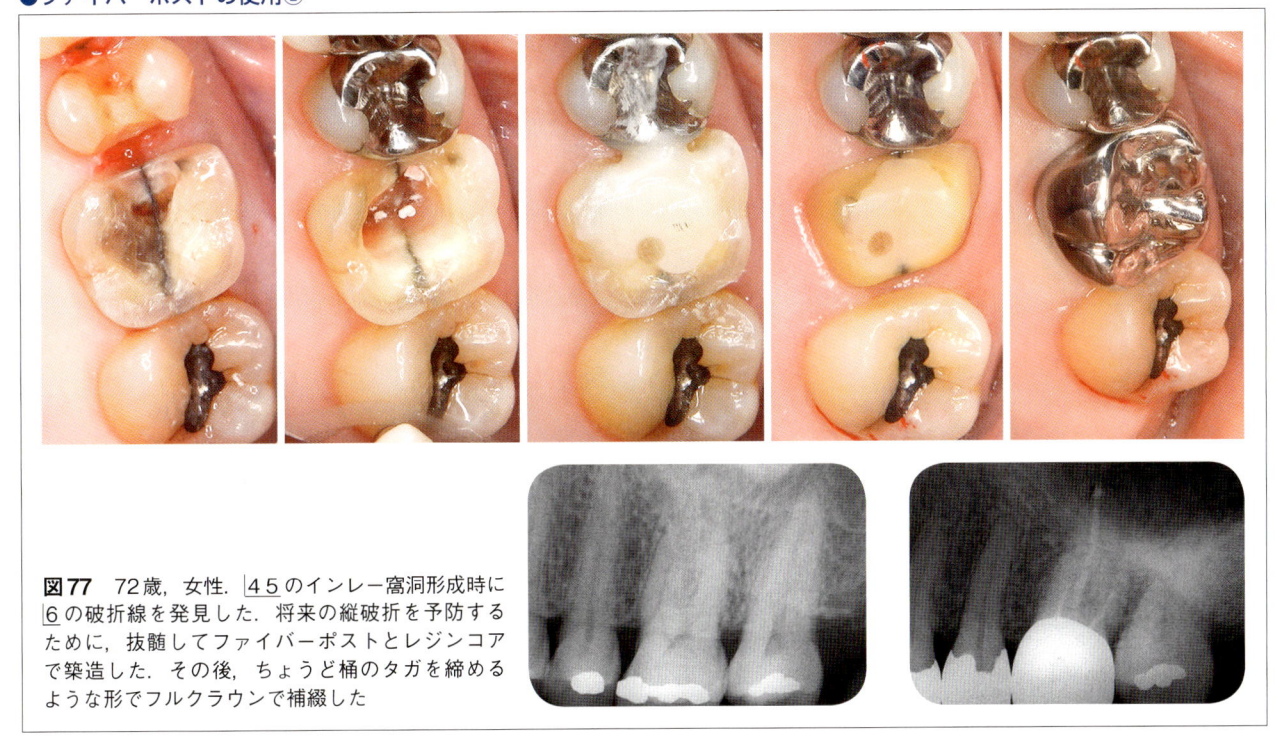

図77 72歳，女性．⎿45 のインレー窩洞形成時に⎿6 の破折線を発見した．将来の縦破折を予防するために，抜髄してファイバーポストとレジンコアで築造した．その後，ちょうど桶のタガを締めるような形でフルクラウンで補綴した

5 歯根破折

6 知覚過敏
Hypersensitivity

知覚過敏とブラキシズム

　知覚過敏の原因としては，粗い歯磨材や硬いブラシによるオーバーブラッシング，黒酢・リンゴ酢健康法や，ヨーグルト・炭酸飲料などの過剰摂取による酸蝕（erosion），SPT時のオーバーインスツルメンテーション（over instrumentation）などが考えられるが，日常もっともよく遭遇するのが，ブラキシズムに伴う知覚過敏である（図78）．

　ブラキシズムは，上下の歯を無意識にこすり合わせるグラインディング，噛みしめや食いしばりを意味するクレンチング，連続的にカチカチと咬み合わせるタッピングなどだが，これらの習癖は覚醒中も就寝中も生じ，歯に強い持続圧が加わるため，知覚過敏が生ずる有力な原因となる．

　この場合の知覚過敏は，1歯のみではなく数歯にわたって起こることが多く，ときには症状が全顎に及ぶ場合もある（図79）．

　知覚過敏の治療は，原因となっている要因をできるだけ除去したのち対症療法に移行する．

　対症療法としては，図81に示す4つの方法があり，それらを組み合わせながら，もっとも効果的な方法を模索する．

　歯頸部コーティングには，化学的コーティングと機械的コーティングがある．おのおの使う材料とコンセプトが違うので，図83を参照されたい．

知覚過敏
hypersensitivity：象牙質知覚過敏とは，口腔内に露出した有髄歯の象牙質に生ずる一過性の知覚過敏状態であり，そのメカニズムとしては「動水力学説」がもっとも広く受け入れられている．
　動水力学説とは，エナメル質の一部が欠損して露出した象牙細管に，温度や乾燥による刺激，機械的，化学的刺激が加わることによって象牙細管内の組織液が移動し，知覚神経線維を刺激することによって痛みが生ずるという説である

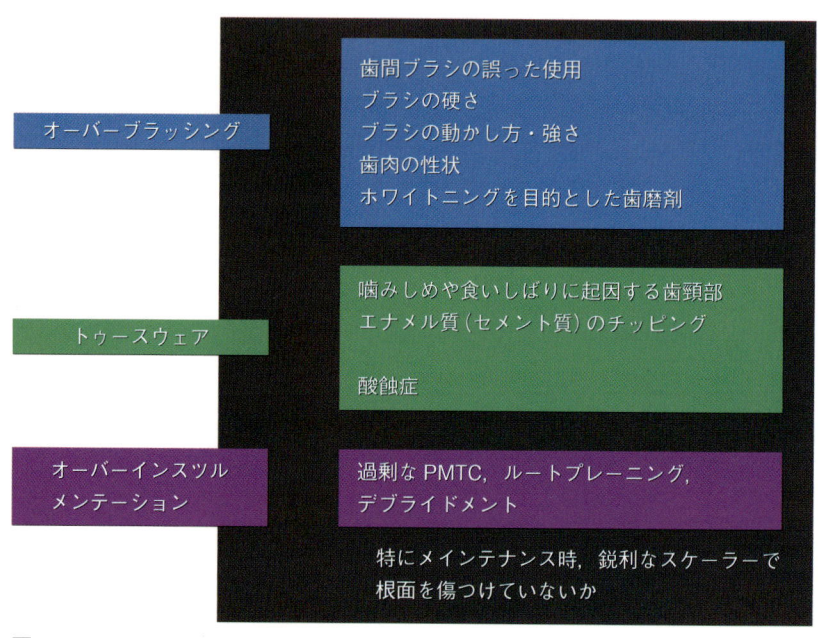

原因	詳細
オーバーブラッシング	歯間ブラシの誤った使用／ブラシの硬さ／ブラシの動かし方・強さ／歯肉の性状／ホワイトニングを目的とした歯磨剤
トゥースウェア	噛みしめや食いしばりに起因する歯頸部エナメル質（セメント質）のチッピング／酸蝕症
オーバーインスツルメンテーション	過剰なPMTC，ルートプレーニング，デブライドメント／特にメインテナンス時，鋭利なスケーラーで根面を傷つけていないか

図78　知覚過敏の原因について考えることが大切

●知覚過敏の臨床像

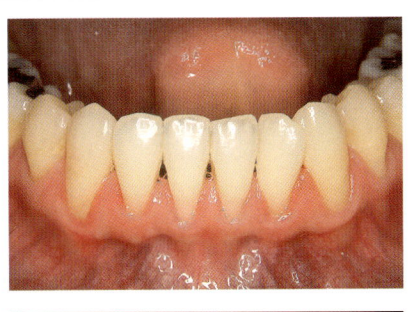

図79-1 25歳,女性.矯正後,オーバーブラッシングによる前歯部の知覚過敏.歯肉退縮に注目.病院薬剤師で,夜勤もあり,ストレスを感じている

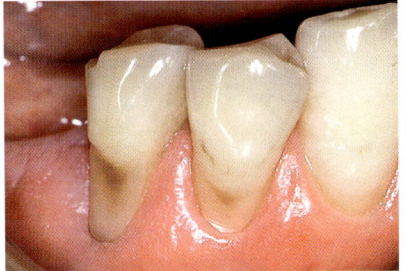

図79-2 50代,女性.噛みしめに起因すると思われる知覚過敏.義歯の鉤歯という要素もあるかもしれない

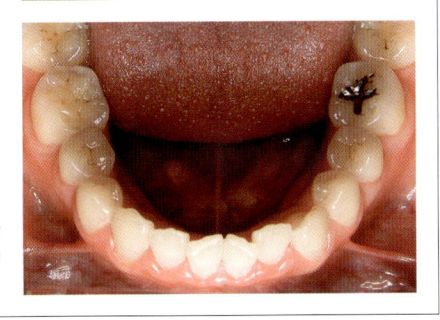

図79-3 20歳,女性.咬耗を伴った全顎に及ぶ知覚過敏.主訴は「奥歯がキーンと痛む」だった

●インレー形成後の知覚過敏予防

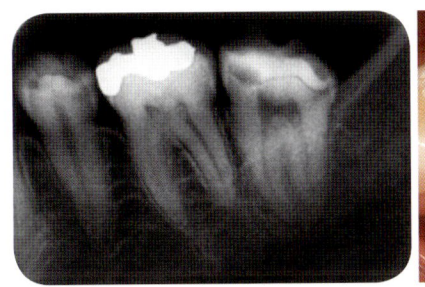

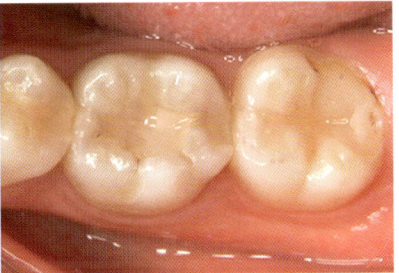

図80-1,2 32歳,女性.「歯がしみる」というのが主訴.⌊5 6 7に齲蝕が認められる

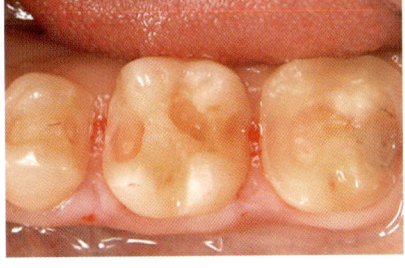

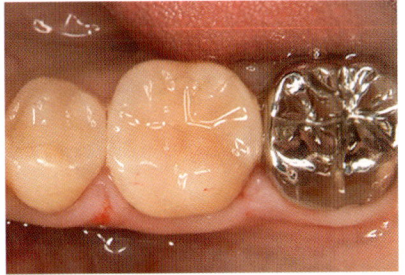

図80-3 形成,印象後にスーパーシール塗布.裏装は行っていない
図80-4 仮封材をはずしても,しみる感じはほとんどなく,無麻酔下でセット完了

6 知覚過敏

知覚過敏の対症療法

- 知覚過敏予防用歯磨材の使用
- フッ化物塗布
- MIペーストによる再石灰化促進
- コンポジットレジンなどによる歯頸部コーティング

図81 知覚過敏に対する4つの対応法

●知覚過敏予防のためのホームケア製品の例

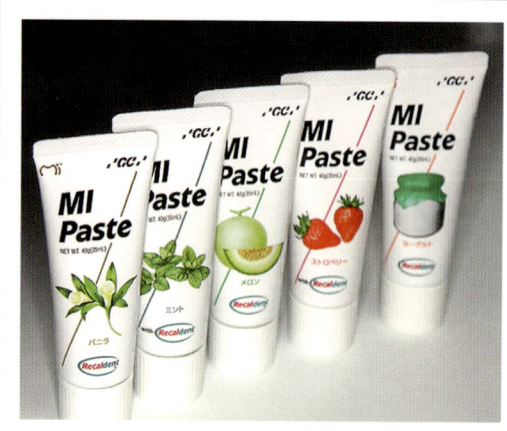

図82-1 MIペースト（GC）．CPP-ACP（リカルデント）配合．唾液と比較して190倍のカルシウムと20倍のリンを含む．もともと過飽和の無機質を直接歯の表層に作用させて再石灰化をはかろうとする製品だが，露出象牙質を被覆し象牙細管を封鎖することにより，知覚過敏にも速効性がある．ホームケアだけでなく，知覚過敏部位のPMTC用ペーストとして用いてもよい

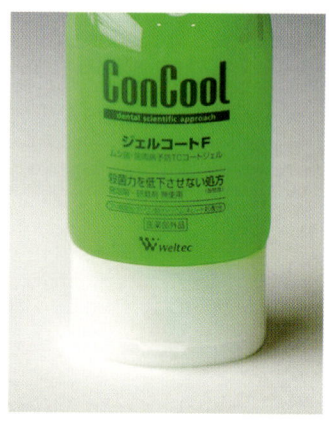

図82-2 ジェルコートF（ウエルテック）．ホームケア用低濃度（950ppm）フッ化物の代表格．フッ化ナトリウム（NaF）配合のジェルのなかで最もpHが高い（7.5）．エナメル質の再石灰化だけではなく，知覚過敏にも効果が高い．ホームケアでおもに就寝前などに毎日続けて使っていただくことがポイント

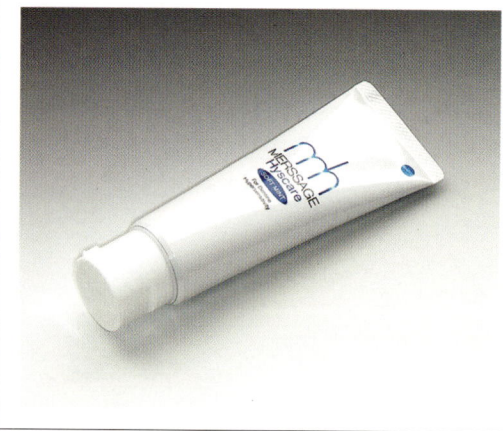

図82-3 メルサージュヒスケア（松風）．知覚過敏抑制剤である硝酸カリウムと乳酸アルミニウムのほかに，フッ素（フッ化ナトリウム900ppm）を加えた新しい歯磨材．著しい知覚過敏に有効．さわやかなミント風味で，味もよい．ホワイトニング時の知覚過敏予防剤としても優れている

●歯頸部コーティングに用いる製品の例

図83-1 化学的コーティングの一例・スーパーシール（モリムラ）．主成分のシュウ酸が歯質のカルシウムと反応して象牙細管内に不溶性のシュウ酸カルシウム結晶を形成し，象牙細管をふさぐことにより外的刺激を遮断し，知覚過敏を抑制する．注意事項として，反応を妨げないために，歯面に付着している唾液（タンパク質）や汚れの除去を確実に行うようにすることがあげられる

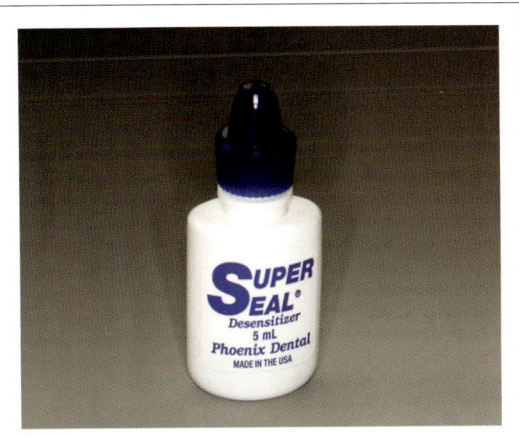

図83-2 機械的コーティングの一例・G-ガード（GC）．露出した象牙細管をレジンと（ナノ）フィラーでみたす．実質欠損が多い場合には，通法のレジン充塡に移行する

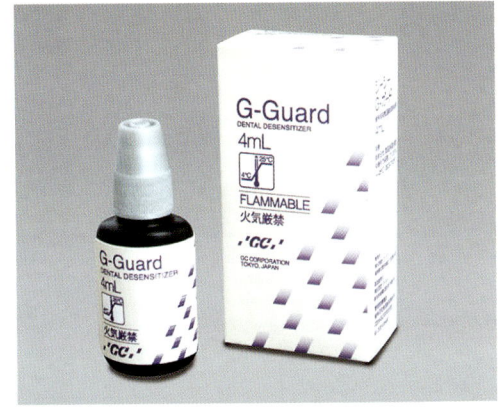

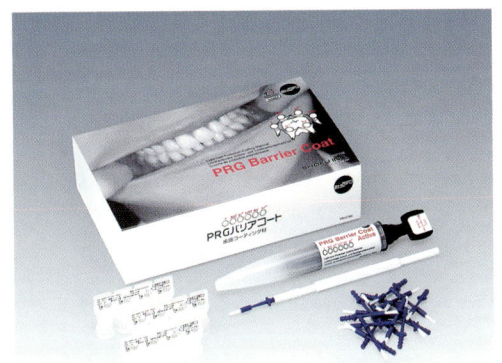

図83-3 同機械的コーティングの例・RPGバリアコート（松風）．S-PRGフィラーを含有した自己接着性のコーティング層を歯面上に構築する

7 噛みしめ
Clenching

噛みしめに気づく

　噛みしめはブラキシズムの一種だが，はたして私たちは日常これをどのくらい意識して診療しているだろうか？

　昨今のストレス社会を反映してか，硬い食べ物が歯によいという信じ込みからか，加齢とともに必ずしも咬合力が衰えないせいなのか，あるいは安易な抜髄や過剰な根管拡大という歯科治療の負の遺産か，理由はいくつも考えられるが，患者さんがある年齢を超えると，急激に歯冠の破折や歯根の破折（もしくはその徴候）に遭遇する機会が多くなってくる．

　口腔周囲筋の明らかなオーバーロード（過剰負荷）に起因すると思われる顎関節障害（TMD），肩凝りにもよく遭遇する．

　これらの場合の歯のオーバーロードは，歯ぎしり（グラインディング）などの習癖よりも，習慣的な噛みしめや食いしばり（クレンチング）に起因する場合が多いように思う（図84）．

　また本書で何度も指摘してきたように，噛みしめによる持続的な咬合力は，歯周組織にも悪影響を及ぼす．SPT時には細菌のコントロールとあわせて，過剰な咬合力に対しても慎重な警戒が必要である．

　噛みしめを察知するポイントを表9および図86に示す．

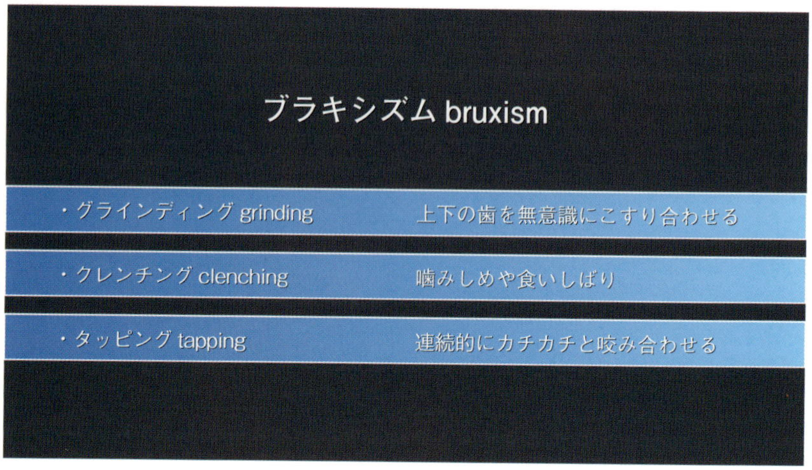

ブラキシズム bruxism	
・グラインディング grinding	上下の歯を無意識にこすり合わせる
・クレンチング clenching	噛みしめや食いしばり
・タッピング tapping	連続的にカチカチと咬み合わせる

図84　ブラキシズムの種々相

📎 **ブラキシズム**
bruxism：昼間および夜間（睡眠時）に無意識（不随意）に起こる噛みしめや歯ぎしりなどの非機能的な口腔習癖[21]

噛みしめを防ぐ

　噛みしめを主訴として来院する患者さんは少なく，また本人には噛みしめに対する自覚がないケースも多い．したがって，それを察知した場合には，患者さん本人にできるだけ具体的に，わかりやすく指摘する．その際，その場で無理に説得しようと思わずに，「もし，ご自覚があるようでしたら……」といった口調で，あくまでも長期的な観点で患者さんご自身の「気づき」を待つ（**図85**）．

　一方的な思い込みによる指導は成功しない．こちらの熱意が空回りして不評を得ることすらあるので，くれぐれも注意を要する．

　噛みしめや食いしばりは，おもに夜間に行っていると思いがちだが，むしろ日中，無意識的に，持続的に行っている場合が多い．したがって，噛みしめを防ぐためのアドバイスも，「日中，何げなくすごしているとき」を基本にし，患者さんから「そういえば……」などという気づきの言葉が得られたときには，その弊害を繰り返し説明しながら，「常にそれを意識するように」，あらかじめ用意したパンフレット（**図87**）などをさりげなく手渡す．

　なお，咀嚼時の一時的な噛みしめに対しては，硬い食べ物に気をつけ，早食いや頬張って食べないように指導する．適正な咬合力の目安を「指の先を大臼歯で噛んで痛くない程度」とする意見もある[22]．

　SPTでは，力の問題以外にもさまざまなリスクに気を配りながら，歯科衛生士はあくまで患者さんに寄りそう姿勢を大切にする．PMTCをはじめとする快適なケアの環境を整え，定期的なメインテナンスが継続するようなさまざまな工夫も必要である．

　咬合や力の問題は，瞬時に解決できるようなものではないので，あくまでも長期的なケアの視点で対応するように心がける．

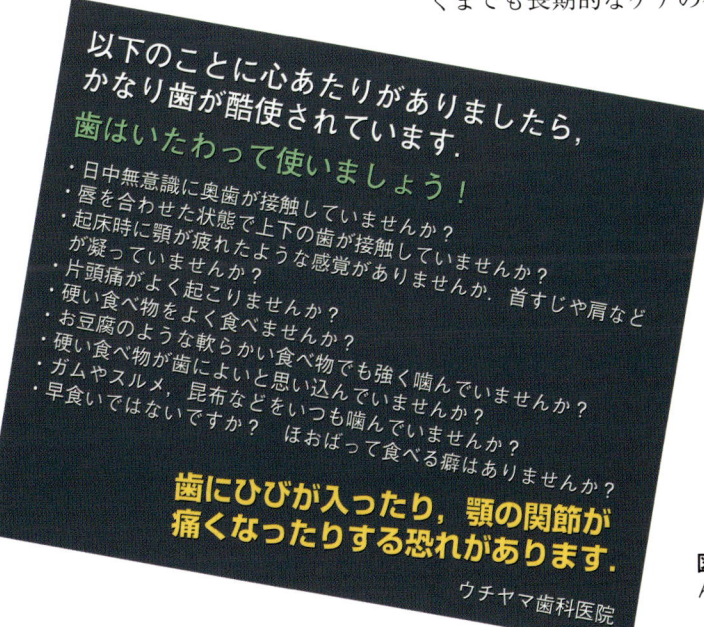

図85　このようなパンフレットを手渡して，患者さんの気づきを待つ

〈表9〉噛みしめを察知するポイント

- 複数歯の動揺
- 全顎的な激しい咬耗
- 臼歯部の著しいファセット
- 金属補綴物の著しいシャイニースポット
- アブフラクション
- 数歯にわたる知覚過敏
- 齲蝕が認められない複数歯の咬合痛
- 下顎骨隆起の発達状態
- 咬筋の太さ
- 頰粘膜の咬合線
- 破折線（クラック，ヘアラインフラクチャー）
- 補綴物のマージン部の破折
- エナメル質のチッピング
- 広範囲な歯肉退縮
- 舌圧痕（歯痕）
- 下顎骨（特に下顎角）の大きさ
- 前歯部の被蓋の深さ
- 咬合高径の低下
- X線写真における歯根膜腔の拡大
- X線写真における歯髄腔の狭小化，根管閉塞
- X線写真におけるコンデンシングオスタイティス
- セメント質剝離　など

コンデンシングオスタイティス
condensing osteitis／硬化性骨炎の意．骨髄部に多量の骨質が形成され，硬化性変化した病変をさす

● 噛みしめを察知する臨床像

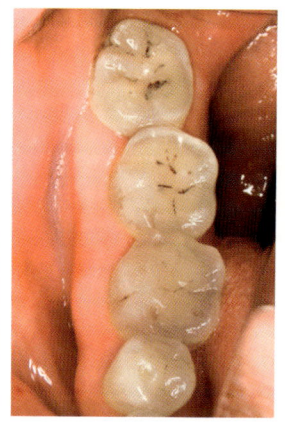

図86-1　咬耗（臼歯部）

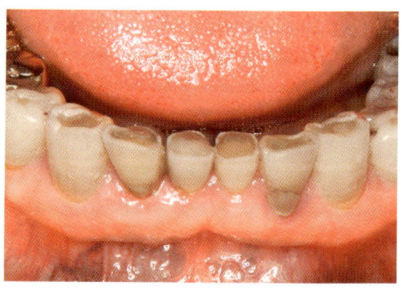

図86-2　咬耗（前歯部）

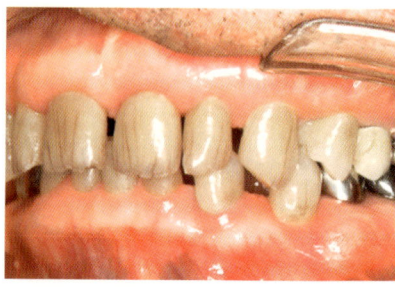

図86-6　過蓋咬合

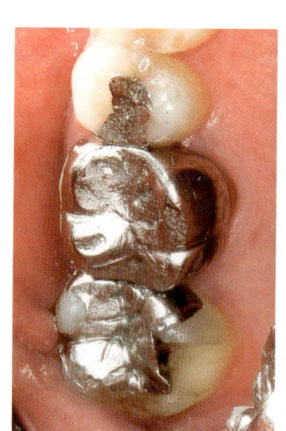

図86-10　歯冠破折

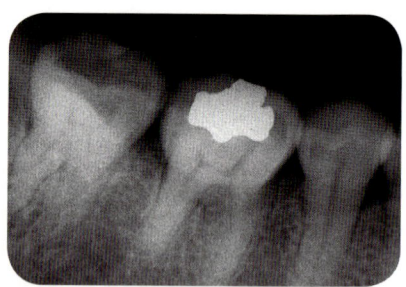

図86-11　歯髄腔の狭小化，根管閉塞

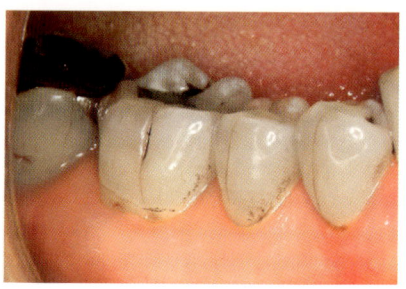

図86-15　亀裂線，破折線，ヘアラインフラクチャー

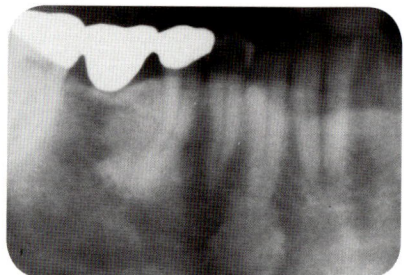

図86-18　コンデンシングオスタイティス

図86-3　骨隆起．歯の圧下

図86-4　骨隆起

図86-5　前歯部骨隆起

図86-7　頬粘膜の咬合線

図86-8　歯痕（舌の歯牙圧痕）

図86-9　充填物脱離・歯肉隆起（7遠心部）

図86-12　補綴物のマージン部の破折

図86-13　アブフラクション

図86-14　歯肉退縮とアブフラクション

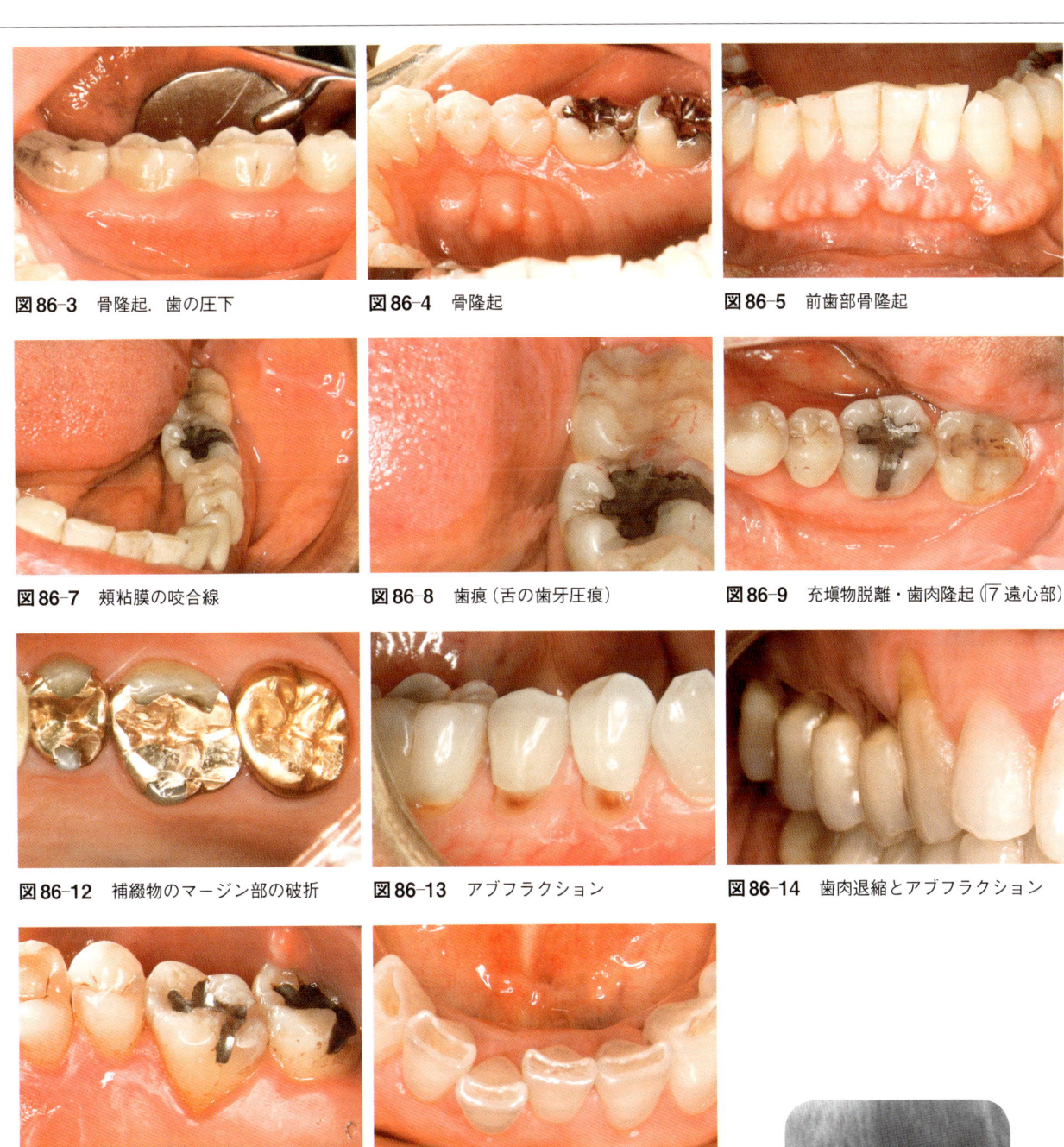

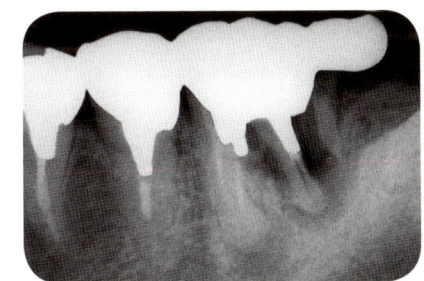

図86-16　舌側（口蓋側）の歯肉退縮

図86-17　エナメル質のチッピング

図86-19　歯根破折

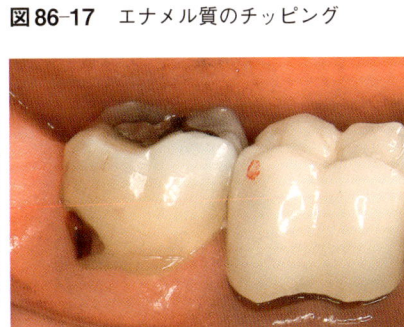

図86-20　臼歯遠心の楔状欠損

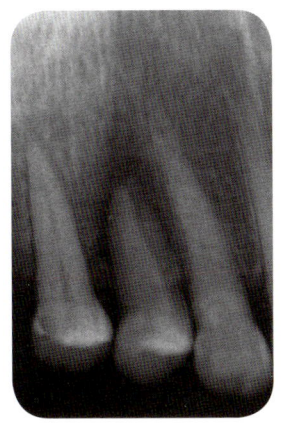

図86-21　歯根膜腔の拡大

7 噛みしめ

噛みしめ・食いしばりを防ぐために

日常生活のなかで上下の歯を噛みしめていないか，ご自身で注意してみてください．歯の噛みしめや食いしばりは歯や顎に非常に大きな負担をかけます．

❶ 本来，人間の上下の歯が接触するのは，食べ物を噛むときと飲み込むときだけだということを覚えておいてください．

❷ もし，頻繁に噛みしめや食いしばり，歯ぎしりなどをしていると，あなたの歯は摩耗しつづけ，あちこちにしみる感じが出たり，ひび割れが進んで，ときには歯が壊れてしまうことさえあります．お口のまわりの筋肉や関節が破壊され続け，なかなか治らないという結果になることもあります．

❸ このような癖が思いあたるようでしたら，ただちにやめるように努力してください．
一般的には，自覚がない場合が多いので，この機会に，次のような症状がないか意識してみてください．

・片側の上下の歯が，何かの折にしみることがある．
・奥歯で噛むと瞬間的にピリッと痛いことがある．
・歯の横の面が削れていて，歯が細くなったような気がする．
・朝起きたときに首筋や肩に凝りを感じることがある．
・仕事などに夢中になっているとき，ふと気づくとしっかり噛みしめていたり，舌を上顎に吸いつけていたりすることがある．
・顎が開かなくなったり，開くときに痛みを感じた経験がある．
・下顎の骨がごつごつしている．
・頬のまわりの筋肉が固くて，いつも緊張している気がする．

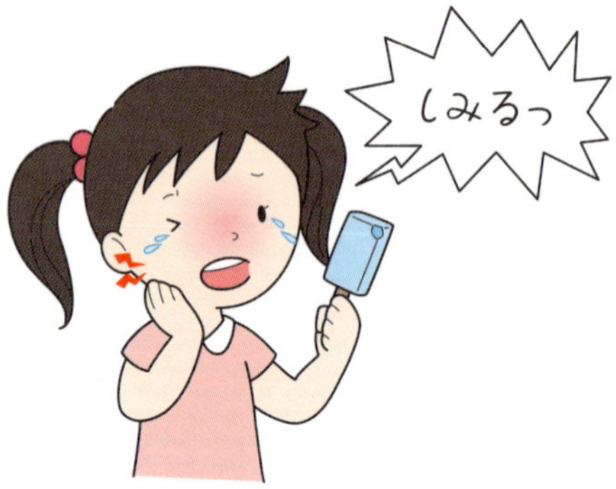

❹ 噛みしめや歯ぎしりの習慣をやめるもっとも効果的な方法は，唇を閉じて歯を離す感覚を覚えることです．「唇を閉じて，上下の歯を離し，顔の筋肉の力を抜く」ことを意識してみてください．このことを1日に何度も練習してください．

❺ この簡単な方法で，顎の関節とお口のまわりの筋肉は非常にリラックスし，緊張やこわばりから解放されます．また，知覚過敏が軽減し，歯の寿命も格段に伸びるということが報告されています．

ウチヤマ歯科医院

図87 ウチヤマ歯科医院噛みしめ防止用リーフレット（赤字の部分が特に大切なポイント）（鎌倉市開業の仲村裕之先生の著作物/歯周病における咬合力の問題，歯界展望別冊，2003.を参考に当院で作成したもの．仲村先生に心より感謝申し上げます）

噛みしめから歯を守る

噛みしめは全顎的に起こる問題なので，部分的な咬合調整では改善しない．例外的に第三大臼歯などに中心滑走時の早期接触やバランシングコンタクトがあって，それが咬合のストレスになっている場合などは，同部の咬合調整で改善する場合もあるが，そのようなときは通常，噛みしめよりも歯ぎしりのほうが多い．

噛みしめを予防するには，前項で述べたように，覚醒時に患者さんが「常にそれを意識すること」が基本となる．一方，夜間に「歯ぎしり」「食いしばり」を伴いながらの噛みしめには，「意識のないときに歯を守る装置」という位置づけで，ハードタイプのスタビライゼーション型スプリントが有効である．患者さんには，スプリントというよりも，マウスピースとかナイトガードとかいう言葉で説明したほうがわかりやすい．

マウスピース（ナイトガード）について

_____ 様

のマウスピースは以下の目的でお作りしたものです．

- ☐ 歯ぎしりの予防
- ☐ 噛みしめ，食いしばりの予防
- ☐ 奥歯の咬み合わせのガード
- ☐ 前歯のさし歯の保護
- ☐ 顎の関節の痛みの緩和
- ☐ 顎の筋肉の緊張緩和
- ☐ 開口障害の治療

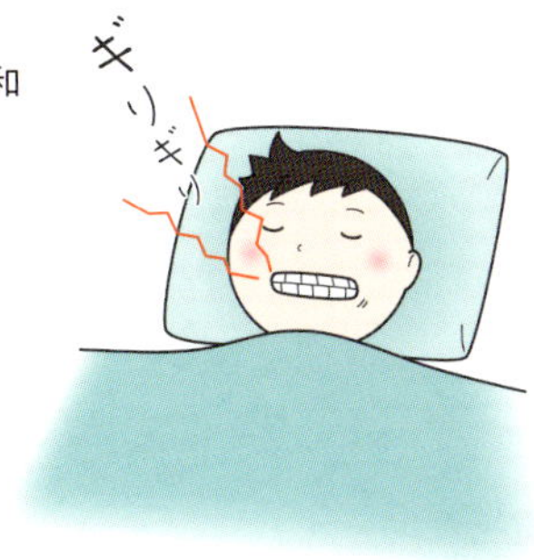

マウスピースの使用にあたっては，次のことにご注意ください．

1. この装置はナイトガードともいわれ，基本的には就寝中にお使いいただくものです．
2. はじめてお使いになるときは，どうしても違和感が強いと思われます．まず昼間に使ってみていただき，慣れてから夜間も使うなどの工夫をしてみてください．
3. 必ずしも急いで使いこなす必要はありません．気長にゆっくりと，装着することに慣れるようにしてください．
4. マウスピースはプラスチックで作られています．落としたり無理な力をかけたりすると壊れてしまいます．慎重に取り扱ってください（耐久期間はおよそ2～3年です）．
5. 使わないときには，プラスチックのケースなどに入れ，乾燥させないようにしてください（水につけて保存してもかまいません）．お出かけの際の紛失にご注意ください．
6. マウスピースをお使いになる前には，必ず歯磨きをしてください．
7. 汚れたマウスピースは，むし歯や歯周病の原因となります．マウスピース専用の硬めの歯ブラシを用意し，食器磨き用の中性洗剤などでていねいに磨いてください（歯磨きペーストを使う必要はありません）．
8. この装置を入れた状態で食事をしないでください．
9. 定期検診（メインテナンス）のときには，必ず持参してください．調整後，清掃消毒をします．

「使い始めてから咬み合わせがおかしくなった」「顎が痛くなった」などの異常があったときは，すぐにご連絡ください．

ウチヤマ歯科医院

図88 スプリント装着の際に患者さんにお渡しするパンフレット（作成：ウチヤマ歯科医院）

スプリント（ハードタイプ）のポイント

- ■ スプリントを入れても咬合力はコントロールできない
- ■ 夜間，意識のないときに咬合力から歯をガードする装置という位置づけ

図89 スプリント（ハードタイプ）のポイント

これを製作する場合には，患者さんの理解と協力が不可欠である．せっかく作っても使ってくれなくては何もならない．作製時期を急がずに，「患者さんからの申し出があったときにおもむろに作る」というくらいのスタンスがよいように思う．

噛みしめ以外にスプリントの作製を勧めるケースとしては，

① 歯周病の進行により全顎的に動揺が生じた場合
② 急性の開口障害やTMD（顎関節機能異常）が生じた場合
③ 対合の突き上げが予想される前歯部補綴やロングスパンのポーセレンブリッジなどが装着されている場合

などがあるが，これらのケースでは動機づけがはっきりしているので，ほとんどの患者さんは容易に受け入れてくれる．

スプリント装着の際には，院内で作成したパンフレット（**図88**）を渡し，その使い方や製作の目的について，その場で患者さんとともに確認する．なお，ハードタイプのスプリントは，それが入っているという意識（あるいは本来と異なる咬合面）がかえって噛みしめを助長するという意見もある．問診でそのような情報が得られたときには，すみやかに使用を中止して，前述の「常時噛みしめないことを意識する」という基本療法を徹底させる（**図87**）．

● 各種スプリントデザイン

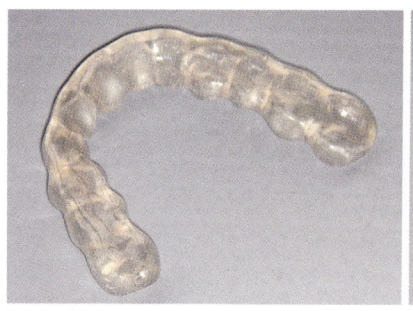

図90-1 一般的なハードタイプのスタビライゼーション型スプリント．装着感優先型．ハードタイプはしっかりした咬合を作ることができる．微調整も行いやすい

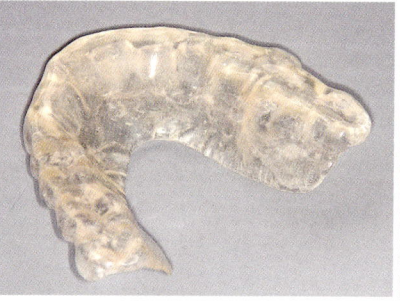

図90-2 口蓋部まで伸ばした形のハードタイプのスプリントデザイン．咬合力が強く，スプリント自体に強度が求められる場合に用いる

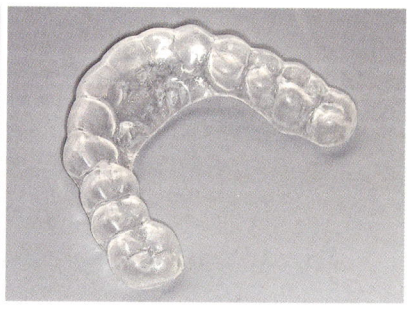

図90-3 おもに日中用のソフトタイプ．噛みしめているということに気づいてもらうという目的で装着させる．運動時に噛みしめるという人にはまれにスポーツガードタイプも用いることがある

● ブラキサーへの対応①

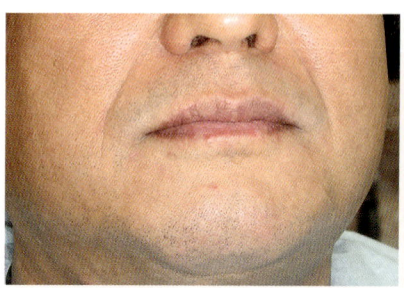

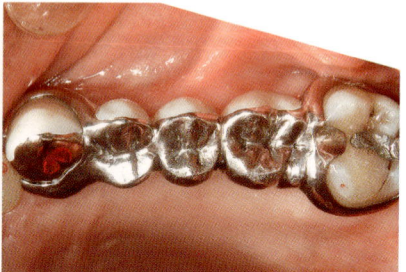

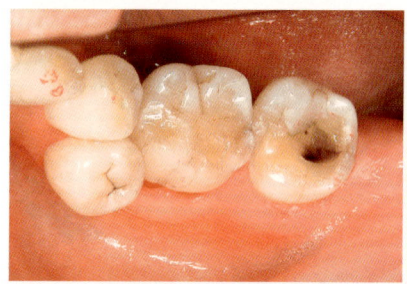

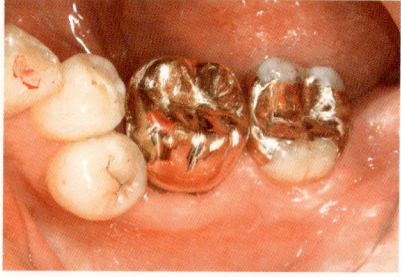

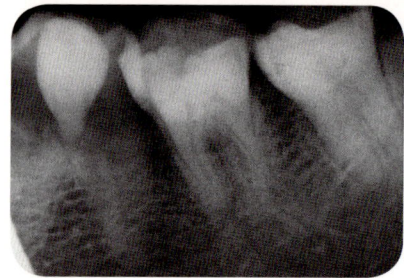

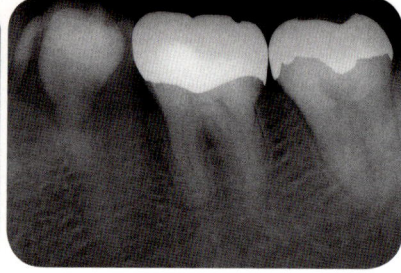

図91-1 59歳，男性．典型的な噛みしめタイプ（ブラキサー）の顔貌．剣道を30年続けている．性格は明るく，いかにも精悍な雰囲気．治療に関してもきわめて積極的．本人は剣道をするときには噛みしめていないというのだが……

図91-2 歯の破折を繰り返し $\overline{456}$ を失った．欠損部に義歯を装着したが，これも割れてしまうため，床のないメタルオクルーザルの義歯を作製した．

図91-3 $\overline{67}$ に著しい咬耗とヘアラインフラクチャーを認めた．過去の苦い経験を繰り返さないために，了解を得て，補綴することにした．このようなケースはできるだけ抜髄しない

図91-4 $\overline{7}$ もできればフルカバレッジにしたいところだが，歯冠長が短く十分なクリアランスがなく，維持が得られないため，インレーとした．できるだけマージン部分に咬合させたくない．頬側咬頭だけでも被うべきだったか？ 知覚過敏もあるので難しいところである．装着には接着性レジンセメントを用いる

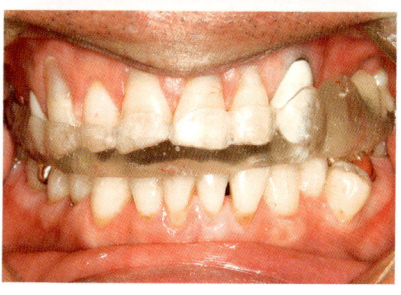

図91-5, 6 術前・術後のX線写真

図91-7 日中とスポーツ時にはソフトタイプ，就寝時にはハードタイプのマウスピースを使ってもらっている．祈るような気持．患者さんが協力的で好人物なので救われている

● ブラキサーへの対応②

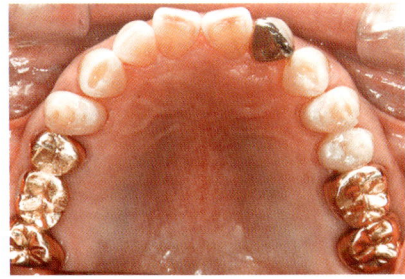

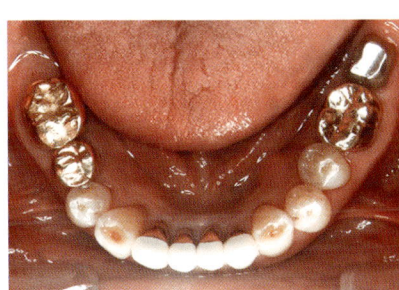

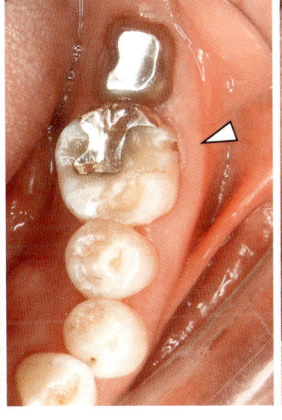

図92-1〜3　72歳，男性．会社経営．SPTが12年ほど続いている．仕事上のストレス，顔貌，口腔周囲筋の強さ，好きな食べ物，どれをとってもきわめて強い噛みしめのリスクがある．毎回指導はしているが，なかなか成果があがらない．|7は歯根が劣形（単根で短い）のためか動揺と咬合痛が消えず，メタルコアのまま経過を見ている．今回|6の歯冠が一部破折した

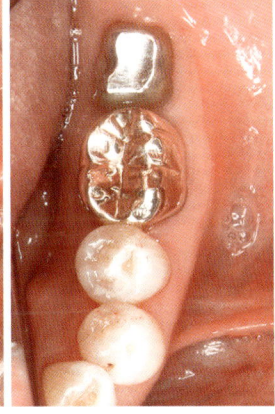

図92-4　患者さん自身は白い歯を希望したが，説得して金属のフルクラウンにした．過去の当院の治療も含めて，臼歯部の材質はすべて20Kである

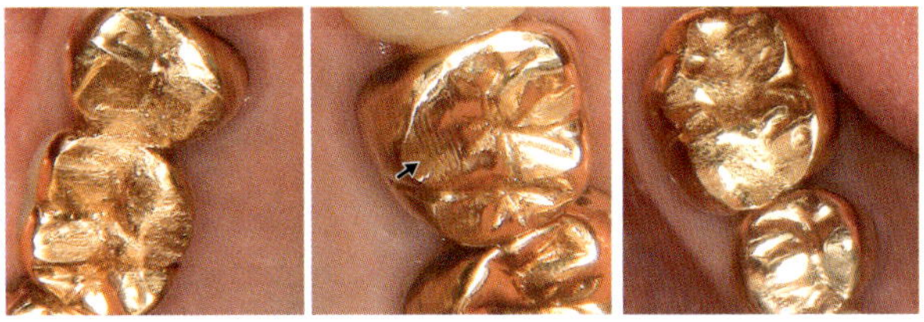

図92-5〜7　強い咬合力のせいか，グラインディングタイプの咀嚼パターンのせいか，咬合面の形状が咬耗というより押しつぶされたようになっている．|6にはDCSの徴候の一つである帯状の縞（ルーダーの線条）[1]が認められる．このような補綴は審美性に問題があり，最近は敬遠されがちだが，ケースによっては積極的に推奨してもよい方法と考えている．なお，長期的には，臼歯部の咬耗による咬合高径の低下とそれにともなう前歯部の過接触（咬合性外傷，ときに上顎前歯のフレアアウト）を警戒する

ルーダーの線条
lines of Luder：近心から遠心へ走る平行な波状の滑面パターン．これらの模様は，DCSによって生ずる応力が，金属分子を再編成させた結果生ずるとされている[1]

　ブラキシズムがある人には，全員ナイトガードを勧めるべきか，ナイトガードをして眠れない人はどうするかといった疑問に対しても，同様に，日中の習癖の改善で対応する．

　まれに，患者さんから「覚醒時にも噛みしめてしまうので，日中用のスプリントもほしい」といった希望が出ることもある．その場合は，上下の歯が咬み合ったという自覚を促す目的で，ソフトタイプのマウスピースを製作する．仕事中などにも使っていただくため，薄く透明な素材で，装着感がよいデザインを優先する．

　このタイプは，素材が柔らかく薄いので，歯のガードには役立たないが，歯の接触の感覚が鋭敏になるという利点があるため，噛みしめよりもTCH（P.22参照）が疑われる患者さんに有効と考えたほうが妥当であろう．また，スプリントを終日使うのは，期せずして固有の咬合を変化させる可能性があるので注意する．

　各種スプリントのデザインを**図90**に示す．なお，上記スプリント以外に噛みしめから歯を守る治療法として，歯の破折を繰り返す患者さんなどに，比較的早い段階で積極的な補綴を行う場合もある（**図91，92**）．

7　噛みしめ

8 補綴後にかかる力

Prosthesis & Overload

補綴後にかかる力/Case Report

図93は，おもに炎症のコントロールに配慮してメインテナンスを続けた例，図94は補綴設計の段階から終始，力の要素を考慮せざるをえなかった例である．

いずれも初診から20数年を経た現在も，定期的なメインテナンスを継続中である．図94の症例に関しては，必ずしも経過良好とはいえなかったが，両症例を「補綴後にかかる力」の面から対比してみると興味深いと思う．

● 23年経過症例

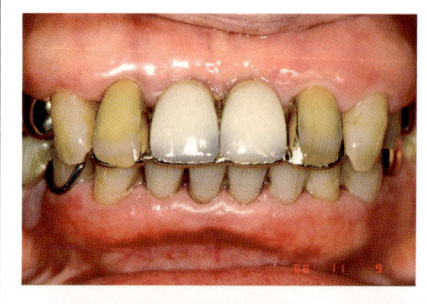

図93-1 63歳，女性．初診時．臼歯部の咬合高径の低下による両顎前突，前歯部のフレアアウト，二次性咬合性外傷をともなう前歯の動揺，頬側歯槽骨の膨隆，歯周組織の炎症などが認められた．5 2|2 5 は骨植不良のため抜歯した．その後は，プロビジョナルレストレーションで経過を観察しながら，通法の歯周治療，根管治療を行った（1988.11.）

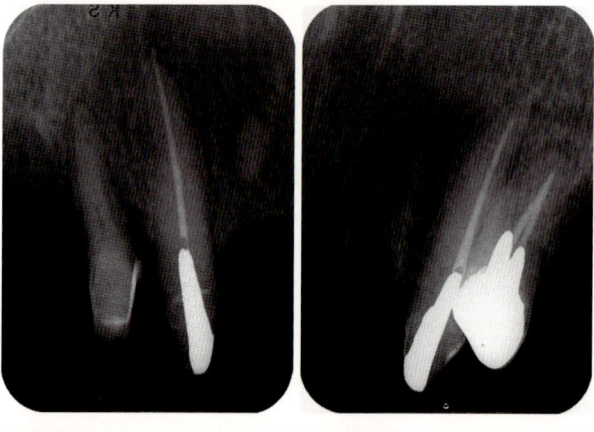

図93-2, 3　プロビジョナルレストレーション装着時のX線像

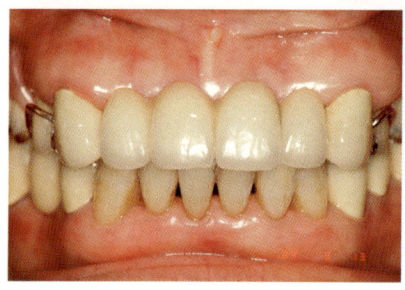

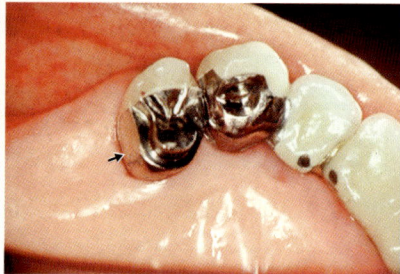

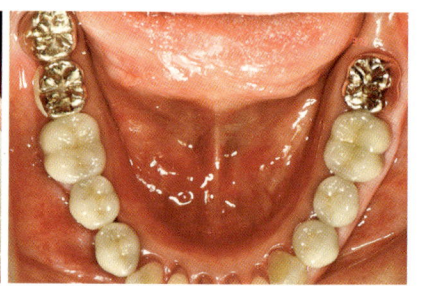

図93-4～6　3|3 の root volume，習慣性咬合位の確保，咬合支持への前歯群の参加，チョッパータイプの咀嚼ストローク，審美的配慮，患者さんの希望などの理由により，3|3 を固定性ブリッジで補綴することとし，初診から9ヵ月後に補綴処置を完了した．咬合挙上，アンテリアガイダンス，咬合平面，クラウンカントゥアなどに配慮した．4|4 は 3|3 に比較して根が劣形のため，将来のトラブルに備えて 4 3| および |3 4 は連結しなかったが，4|4 を咬合支持，前歯のフレアアウト防止ためのキートゥースと考えると，この設計が正しかったか不安が残った（1989.8）

図93-7 デンチャーデザインについては，鉤歯をミリングすることで着脱方向を規制し，リジッドなサポートを期待した．人工歯は対合の力を受け止めるためにメタルオクルーザルとした

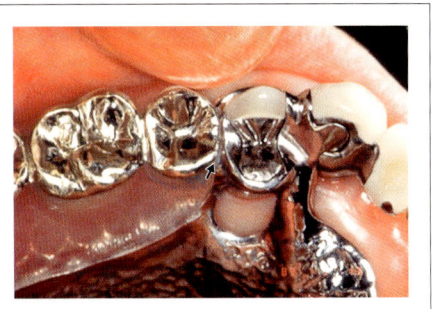

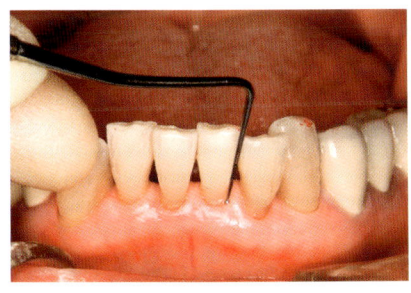

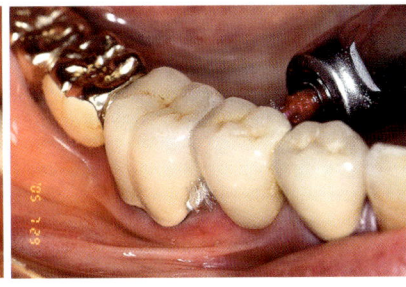

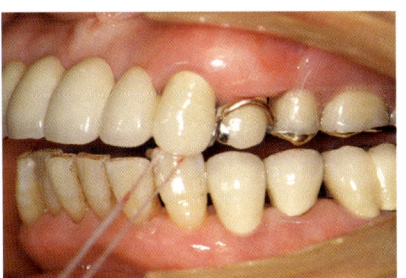

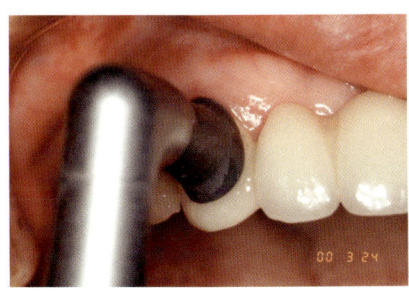

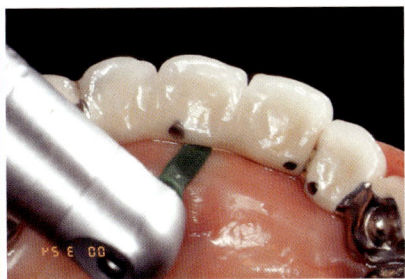

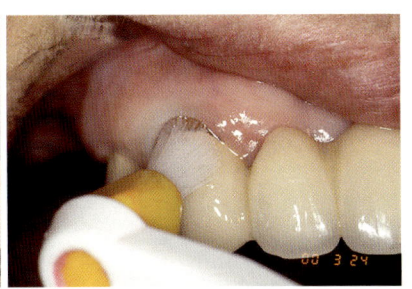

図93-8〜13 メインテナンスでは歯肉縁上のPMTC，歯肉縁下のデブライドメント，咬合のチェック，全身状況，セルフケアのチェック，フッ化物塗布などを行った

図93-14 初診から23年後，85歳時．メインテナンスの間隔は4ヵ月から2年とばらつきがあるが，継続して来院している．幸い，前歯部のあおり，補綴物の破損などはなく，順調に経過している（2011. 3.）

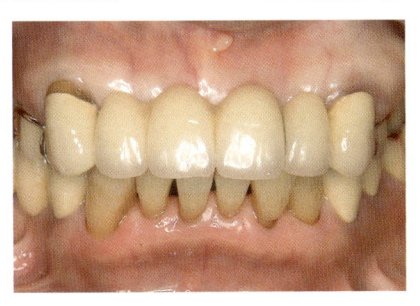

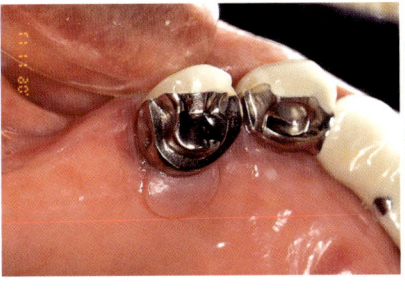

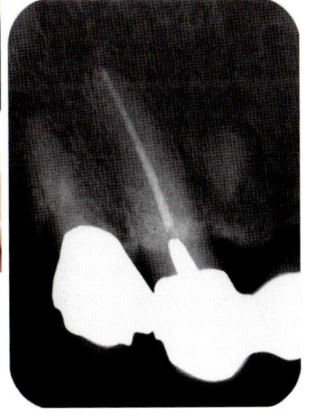

図93-15, 16 心配していた4 3｜，｜3 4部は多少の離開が生じたものの，おおむね良好に推移している．歯根破折，歯の動揺，骨吸収などが生じなかったのは，定期的な炎症のコントロールが続いたこと以外に，患者さんのもつ固有の咬合力，咀嚼パターン，クレンチングの有無など，力の要因が大きく影響していると思われる

8 補綴後にかかる力

69

● **22年経過症例**

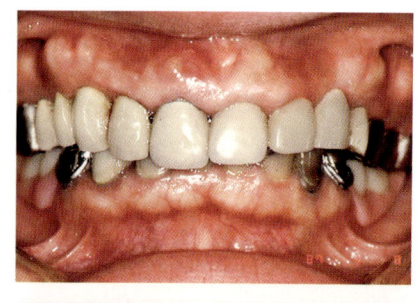

図94-1　54歳，女性，初診時．咀嚼障害を主訴に来院された．咬合高径の低下が著しい．女性ながら上下顎骨ともしっかりした顔貌で，全顎的に骨隆起が発達している．下顎の義歯は咬合面で縦に破折していた．いかにも咬合力が強いという印象を受けた．残存歯の骨植はすべて良好である（1987.9.）

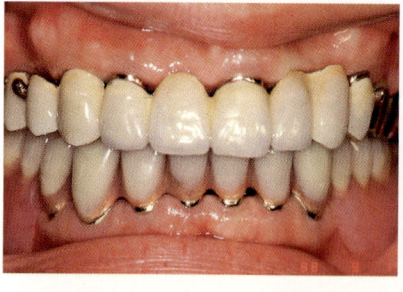

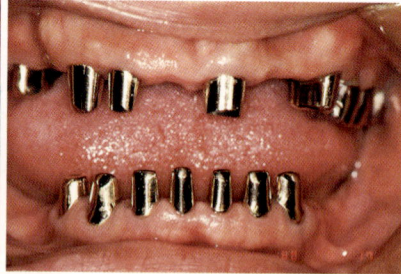

図94-2, 3　補綴完了時．咬合挙上を目的に全顎の咬合再構築を行った．将来の破損に備えて，上顎はコーヌスクローネ，下顎はコーヌスタイプのオーバーレイデンチャーとした．この後約6ヵ月おきのメインテナンスを続ける（1988.9.）

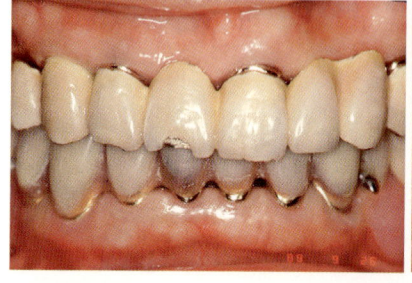

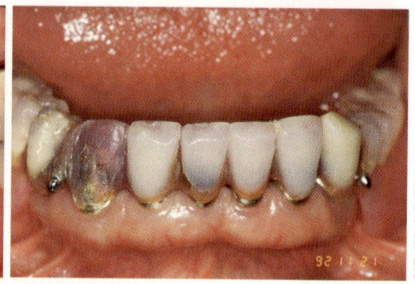

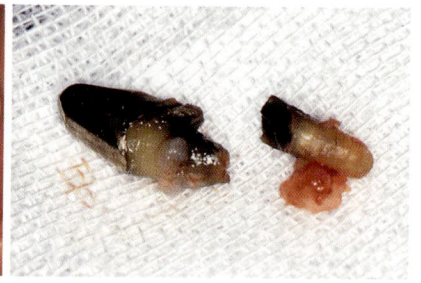

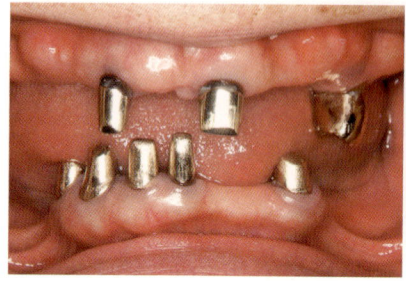

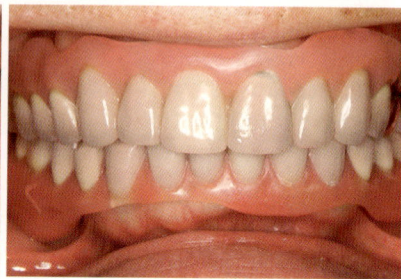

図94-4〜6　可撤性であったため，たび重なる補綴物の破損や支台歯の破折にも，術者も患者さんもそれほどのストレスもなく対応できた

図94-7, 8　初診から25年後，再補綴から8年経過時．79歳になった現在も，咀嚼に不自由していない（2012.2.）

術者可撤性ブリッジでトラブルに備える

　いわゆるロングスパンブリッジと呼ばれる数歯にわたる長いブリッジでは，装着後の予期せぬ破損に対し，そのリカバリーに苦慮する場合が多い．

　テンポラリーセメントによる仮着を推奨する専門家もいるが，その後，一部分の仮着のみがはずれて，全体が脱離しなかった場合には，はずれてしまった支台歯だけが大きな損傷（象牙質の溶解，二次齲蝕）を受けてしまう危険性がある．また，仮着材の扱い方をまちがえると，いざはずしたいときにはずすことができなかったり，極端な場合には，取りはずす際の外力が支台歯を破損してしまうことすらある．

〈表10〉コーピングクラウンを利用した術者可撤性ブリッジの特徴

- 可撤性であるため，支台歯の予後不良，ブリッジの不慮の破損など術後のトラブルに速やかに対応できる
- ロングスパンブリッジにおいて仮着材が一部溶出しても，支台歯が内冠でコーピングされているため，二次齲蝕が防止できる
- ブリッジ部分を取りはずせるので，メインテナンス時の歯周管理が容易である
- 支台歯の形成・印象後に，内冠のテーパーを歯の欠損形態により適宜調節することで，ブリッジの維持力を調節できる
- 外冠のマージンを歯肉縁上に設定するため，印象が採りやすい
- 術者可撤性という設計上，コーヌスクローネなどと比較して，審美性や咬合の不安定さに対する心配がない
- 仮着であることが，定期検診のための動機づけとなる

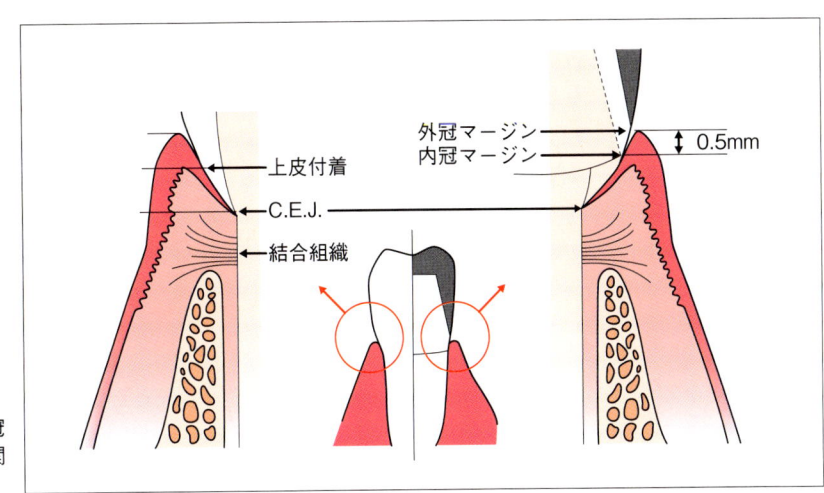

図95 術者可撤性ブリッジにおける内冠（コーピングクラウン），外冠と歯周組織の関係

　SPTの観点からいっても，ポンティックの基底面，連結した支台歯の隣接面，歯肉縁下にマージンが設定されたポケット内など，器具が入りにくい部分の完全なデブライドメントはきわめて難しい．支台歯にインプラントが組み込まれた場合には，事態はさらに複雑化してくる．

　これらロングスパンブリッジのもついくつかの問題点を回避する方法として，支台歯にあらかじめメタルでコーピングしておく方法がある．

　この方法は，佐藤[23]，Rosenbergら[24]により歯周治療後の固定性スプリントとして紹介されているが，筆者はこれをおもに，破損へのリカバーのしやすさ，メインテナンスのしやすさという点から再評価し，歯周補綴だけでなく一般的なブリッジにも適用できないかと考えた[25]．

　支台歯を内冠で被い，その上からブリッジ（外冠）を仮着して長期観察する「コーピングクラウンを利用した術者可撤性ブリッジ」の特徴を**表10**に，これと歯周組織との関係を**図95**に示す．

　図96，97は，予後不安な支台歯を組み込んだロングスパンブリッジの長期経過である．同様なケースでトラブルを経験した読者の参考となればと思う．

●17年経過症例

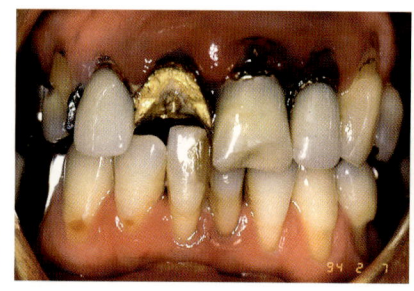

図96-1 45歳,女性.初診時.前歯部の外傷で来院.齲蝕,歯周病の進行が著しい(1994.2.)

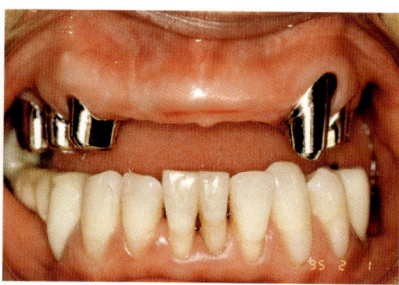

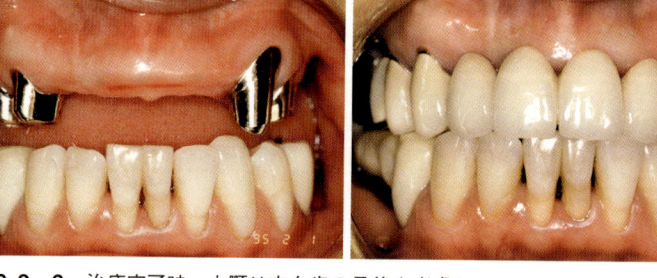

図96-2, 3 治療完了時.上顎は支台歯の予後を考慮して,コーピングクラウンを用いたロングスパンブリッジで補綴.ブリッジを仮着して経過観察に移る.咬合挙上により,安定した顎位が得られている.右下臼歯部はテンポラリークラウンで様子をみる.この時点から長いメインテナンスの旅が始まった(1995.2.)

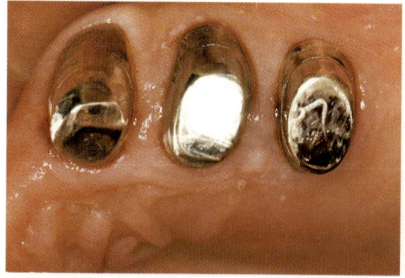

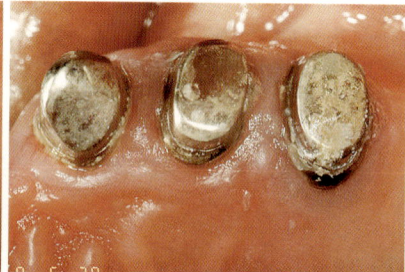

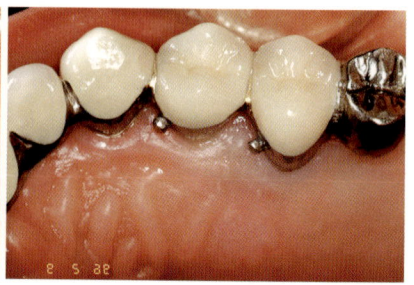

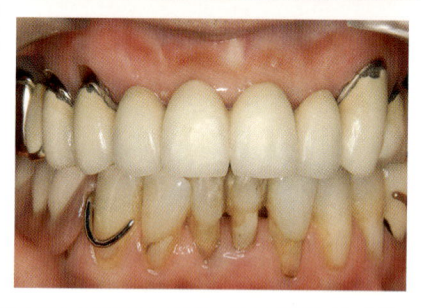

図96-4〜6 メインテナンス時にはブリッジをはずし,仮着材の溶出状況を確認する.根面のざらつき具合,歯石の有無を確認した後,コーピングの周囲をていねいにクリーニングする.再びブリッジを仮着し,次回のリコールに移行する(1996.2.)

図96-7 初診から17年後,29回目のリコール時.メタルボンドクラウンのマージン部にチッピング,アブフラクションが認められるが,大きなトラブルなしに経過している(2011.11.).下顎右側臼歯部は長い間テンポラリーブリッジの作りかえで対応したが,初診から14年目に義歯となった

●参考症例/ブリッジの破損のリカバリー

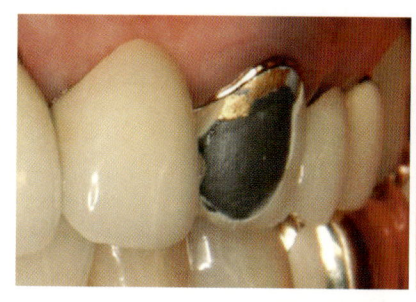

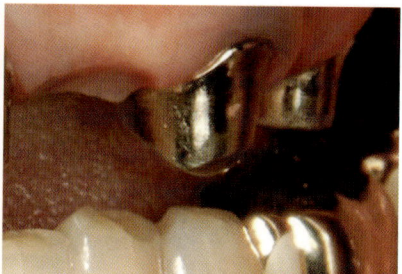

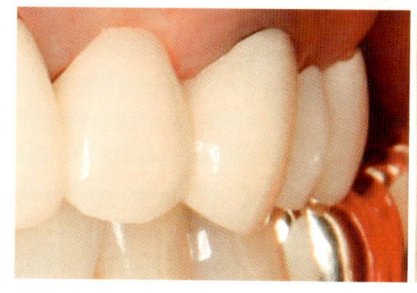

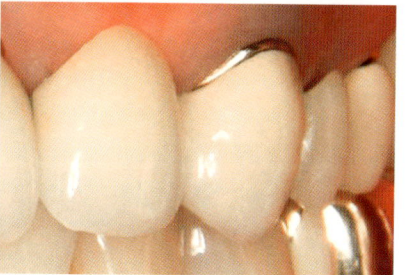

図97 補綴後11年経過時にポーセレンブリッジの一部が破折した.支台歯があらかじめコーピングしてあったため,仮着をはずし,保存してあったテンポラリーに置き換えた.すぐにラボで修理し,2日後には再仮着できた

COLUMN 3

一流とメインテナンス

　いわゆる「一流の歯科診療」というものがある．交通至便な一等地に瀟洒なオフィスを構え，少人数の患者さんに最良の技術を……という，いわばブランド治療だ．歯科医はきわめて優秀だが，当然治療費も高い．

　下図は，そんな歯科医による治療である．10年ほど前に高級外車1台分の費用をかけて治療したという．インプラントが8本埋入されている．現在この患者さんは90歳．認知症が始まり，とても都心まで通えないということで当院に来院された．

　それにしても，この歯のすり減り具合はどうだろう．当初の咬合はすっかり失われ，補綴物の脱離や歯根破折もある．前医にとってはおそらく想定外の状況と思うが，いまやこの患者さんを自らフォローすることはできない．いくら交通至便でも，患者さんは通うことができない．したがって，担当医はこの口腔の状況を知らない．

　このような症例を目の当たりにすると，はたして一流とは何なのかと，あらためて考えてしまう．歯科疾患が「完全に治癒しない慢性疾患モデル」として広く認知されつつある現在，数多ある一流の条件に，「継続したメインテナンス」という一項をつけ加えなくてはならないだろう．高額な治療費は，高い技術への対価だけではなく，その後のメインテナンスをも含んでいるはずだ．

　自戒を込めて強調したいのは，一人の患者さんを生涯にわたってフォローするシステムが何よりも重要だということである．それができにくい環境（たとえば都心部）の歯科医院は，歯科医師会や所属学会などを通して，「長期的なメインテナンスのための広域ネットワーク作り」をすることが急務ではないか？．

　患者さんの高齢化がますます進むなかで，かつてのように一歯科医院だけで一流を気どっていられる甘い時代ではないと思うのだが……．

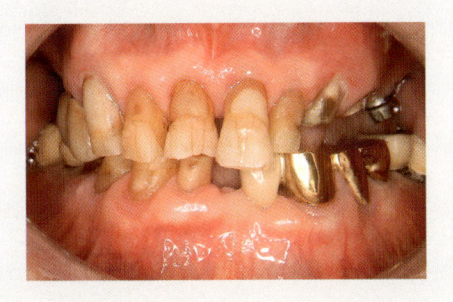

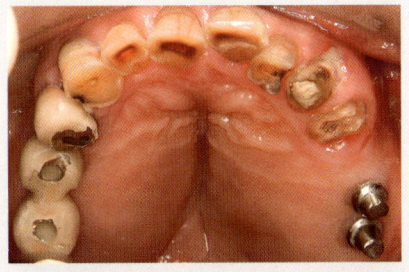

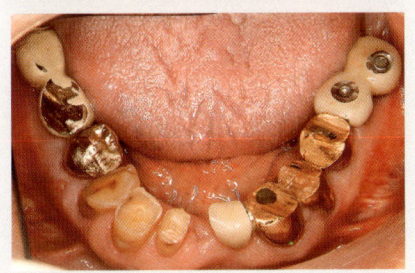

力についてのQ＆A

Q. 力の問題について患者さんにお話しすると，「よく噛むことはいけないことですか？」と質問されることがあります．内科やメディアで，しっかり噛むことが勧められ，歯科においてもキシリトールガムなどを推奨する傾向があるので，混乱しています．どう考えたらよいのでしょうか？

　たしかに，最近の食育ブームで「よく噛むこと」が必要以上に強調されている傾向があります．よく噛んで身体や脳を賦活するということは健康にとってはよいことなのでしょうが，それもみな丈夫な歯があってこその話です．歯の強さは人それぞれですから，噛みすぎて歯が壊れてしまっては元も子もありません．

　患者さんにお話する際には，その方の歯の老化度，噛む力の強さを念頭に入れて指導しましょう．

　逆に，成長期にある若い人たちで，「噛まずに飲み込む，早食い，やわらかい食べ物を好む，唇の緊張が弱い」など特有の問題に気づいたときには，筋機能訓練の一環として積極的に「よく噛む」よう指導します．

Q. ナイトガードは違和感が強くて使っていただけないことがあります．そのような人や嘔吐反射がある人などには，前歯のみのナイトガードでも使用しないよりは就寝時の噛みしめなどを緩和できますか？　メインテナンスを継続する秘訣についてもお教えください．

　前歯のみのナイトガードは，短期間の使用でしたらOKです（長期に継続して使うと臼歯部の咬合が変化する可能性があります）．

　ナイトガードを継続して使っていただくためには，まず患者さんがその気にならないといけません．一方的にこちらが有効と力説しても，その効果を患者さん自身が実感してくれないと，ちょっとした不具合や違和感で使用しなくなります．まずはさりげなく，メインテナンスのたびにお話してみましょう．急いではいけません．

　「きっと効果があると思います．私の予想ではこんな効果……，こんな効果……．なんとかお使いいただけるとよいのですけれどね……」．こんな口調で十分です．熱く語らないこと！　熱意が空回りして，来院が滞ることすらありますので，くれぐれも気をつけてください．

　大切なことは，患者さんが継続して来院してくださることです．押しつけにならないように，こちらの想いを静かに伝えましょう．いまはご理解いただけなくても，予想が一つ二つと当たってくると，そのうちにさらなる信頼を得られるはずです．

よく噛むことと，硬い物を噛むことは違う！
よく噛むことと，いつも噛みしめていることとは違う！
歯の強さ（もろさ）や噛む力は，人それぞれ！
成長期か成熟期かも大事な要素！

患者さんに継続して通っていただく手段としては，PMTCがおおいに役に立ちます．そっと，痛くしないように，歯を傷つけないようにして，気持よくお帰りいただいてください．もし歯周病のリスクがあれば，しっかりした歯周治療ももちろん大切です．総合的に，長期的に，患者さんをお世話していくシステムが何よりも優先されます．
　キーワードは，「想う心，伝える言葉，確かな技術」です．

Q. 夜間のスプリントはソフトタイプとハードタイプのどちらがよいのでしょうか？

　夜間にソフトタイプを推奨する根拠は，「口腔内に入れて違和感が少ない」ということに加え，「就寝中に筋をリラックスさせ，顎位を安定させる」というものです．

　噛みしめや歯ぎしりなどの異常習癖およびさまざまな顎関節症状の原因としては，「就寝中に下顎が後退することによって生ずる咬頭干渉」という考え方があります．

　つまり，通常では（立位では）起こりえない部位に咬頭干渉が起こり，それが引き金になって口腔周囲筋および顎関節周辺に強いストレスが生じ，そのストレスを発散しようとして歯ぎしりや噛みしめをしてしまうという考え方です．

　したがってこの場合，咬頭干渉を取り除くためのスプリントはソフトタイプで十分であり，ハードタイプはかえって噛みしめを助長する恐れすらあるとされています（同様な考え方で，短期間，前歯部だけのスプリントを推奨する歯科医もいます）．

　もう一つの考え方は，噛みしめなどのブラキシズムは，あくまで悪習癖（bad habit）であり，治療の原則は「日中意識のあるときにそれを行わないように強く意識する」というものです．

　この場合には，夜間のスプリントは無意識下での異常な咬合力から歯を守るための装置（ナイトガード）という位置づけになります．歯のガードが目的ですから，材質はハードタイプ（スタビライゼーションタイプ）のほうが優れています．これを使って噛みしめを是正しようというものでもありません．

　患者さんには，日中に奥歯が接触しないように気長に取り組んでもらいます．習癖が改善した時点でナイトガードの使用は中止します．

　なお，いわゆる顎関節症の原因の多くが，「いつも奥歯が接触した状態」（歯列接触癖：TCH）にあるという報告もあります．この場合には日中の機能訓練が主体となり，通常はナイトガードは推奨されません．

　ブラキシズムには，タッピング，クレンチング，グラインディングの3種類があります．夜間のスプリントデザインを決めるにあたっては，どれがその患者さんの主症状なのかを見きわめることが大切です．

たとえば，開咬ぎみで側方のガイドが十分ではなかったり，中心滑走時に智歯が著しい咬頭干渉を起こしていたりして，それが歯ぎしりの原因になっている場合には，ソフトタイプのスプリントか，積極的に側方のガイドを付与したオクルーザルタイプのハードスプリントが有効でしょう．一方，強い噛みしめで歯や歯周組織に損傷が懸念される場合には，全歯が均等に当たるタイプのスタビライゼーション型のハードスプリントを選択します．

なお，その患者さんの習癖が噛みしめタイプなのか，歯ぎしりタイプなのかを見きわめるためには，試みにハードタイプのスプリントをしばらく使っていただき，そこにできたファセット（圧痕，シャイニースポット，擦過痕）を注意深く観察することでほぼ判別が可能です．

直接力の問題とは関係しませんが，ディープバイトのために上顎前歯が下口唇に頻繁に触れて不快症状を訴える方がいます．このような場合には，日中，夜間にかかわらずソフトタイプのものが有効です．

Q. スタビライゼーション型スプリントとはどのようなものですか？

全歯列を覆うハードタイプのスプリントで，咬合面がフラットなものを「スタビライゼーションタイプスプリント」，咬合面に歯冠形態が付与されているものを「オクルーザルタイプスプリント」といいます．

歯と歯がロックするような形でしっかりと咬み合っているようなタイプの患者さんには，その窮屈さを開放してあげる目的で「スタビライゼーション型」を勧めます．夜間の噛みしめから歯をガードする場合もこのタイプのスプリントを用います．

下に示す患者さんは，78歳の女性で，舌のヒリヒリ感と灼熱感を訴えて来院しました．睡眠導入剤の常用，喫煙の習慣があります．唾液が粘つき，いわゆるドライマウスの状態です．下口唇が 2|2 の切縁にぶつかり常時気になっています（❶）．上顎前歯部の隙間も気になり，舌でチューチューと吸ってしまう癖があります．

ドライマウスの指導，粘膜ケアと合わせて，❷のようなソフトタイプのスプリントを日中だけ装着したところ，症状はずいぶん改善しました（❸）．

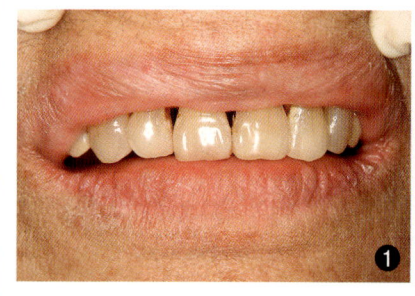

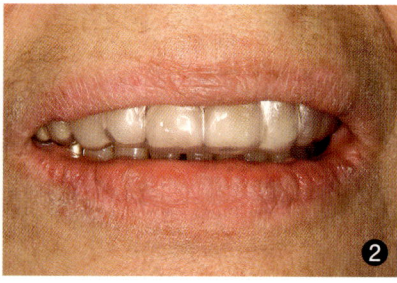

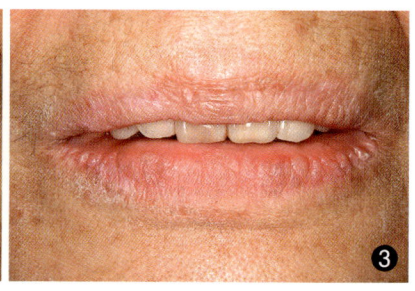

まれに，臼歯部の過度な咬耗などによって顎位（咬頭嵌合位）が決まらず，本来のグラインディングタイプの咀嚼運動路よりも，前後，左右的に大きく広い運動路に変化してしまった患者さんには「オクルーザルタイプスプリント」を用います．この場合は患者さん固有の顎位を模索しなければならないので，より慎重な配慮が必要です．

これらの使い分けに関しては，『歯界展望』で筒井照子先生が解説しておられますのでご参照ください．この中で筒井先生は，「この使い分けをまちがえると，効果が得られないばかりか，一段と病態を悪化させてしまうことにもなりかねません」と解説されています[26]．

Q. 本院の患者さんはナイトガードを数年にもわたり毎晩使用されているのですが，長期間使用することでのデメリットはありますか？また，使用の中止時期のタイミングは？

ナイトガードを長期間使うことに対するデメリットですが，特にないと思います．ただ，噛みしめ予防の原則は，昼間に意識して奥歯が接触しないようにする訓練ですから，これがうまくいき，噛みしめの徴候が認められなくなったときには一時ナイトガードの使用を中止して様子をみます．歯の数が少ないというハンディをもつ方が長期間義歯を入れるのと同様，噛みしめも一種のハンディですから，原則は義歯と同じ発想でよいのではないかと考えます．材料の耐久性なども考慮して，私は約2〜3年ごとに作り替えをおすすめしています．

これが一般的な答えになりますが，実はナイトガードについてはちょっと複雑で，上記はあくまで「夜間の異常な咬合力から歯を守る目的」でナイトガードを使っていただく場合のお答えです．

たとえば，歯ぎしり予防，顎関節症治療など，ナイトガードのデザインや咬合面形態に工夫をしなければならない場合，長期間ナイトガードを入れることで咬合が変化する可能性のある場合などには，また別の発想が必要となります．個別に対応しましょう．

Q. マウスピース装着についてです．顎位や筋肉の緊張などの検査をしてからマウスピースの装着をしたほうがよいのでしょうか？

そのとおりです．明らかな下顎の偏位があり，その原因が咬合の不調和に由来している場合には，咬合調整，体癖の改善，さらには補綴，矯正なども視野に入れるべきでしょう．

ただし，マウスピース装着により，いったん筋肉の緊張を開放してから顎位の精査を行うというのは，理にかなっていると思います．

Q. 楔状欠損の原因は私は顎位のずれにあると思っていますが？

そのようなケースもあるかもしれませんが，通常，アブフラクションは「過度な噛みしめ」が原因とされています．私の経験では，顎位の微妙なずれが原因で歯ぎしりすることはあっても，噛みしめることは少ないと思います．私はほとんどの場合，ナイトガードは「微小であっても継続してかかる破壊的な咬合力から歯を守る」目的で使います．

Q. マウスピースをすることによって余計に噛みしめたくなる人もいるように思いますが？

噛みしめはマウスピース装着と日中の行動療法（筋機能訓練）をセットで行いますが，メインは行動療法です．ちなみに，TMDも含めたディスファンクションの是正の目的でマウスピースを使う場合には，スタビライゼーションタイプではなくオクルーザルタイプにしたり，前歯部タイプなど違う種類のスプリントを用います．月並みですが，ケースバイケースでの対応になります．

Q. TCHの患者さんにガムはどうでしょうか？

東京医科歯科大学歯学部附属病院顎関節治療部/木野孔司先生に訊いてみました．結論は「OK」だそうです．理由は，単純……．「ずっと歯が接触しているよりはよい」ということです．また，噛み終わったガムはすぐに捨てないで，口の中を転がすよう勧めています．なるほど，そうすれば歯は接触しないですよね．

ちなみに，長距離トラックの運転手など，頻繁に「歯をはなしてリラックス」カード（P.24図24参照）を見られない人のために，定期的に作動するバイブレーションがあるそうです．さすが専門外来ですよね．よく考えられています．

Q. 食事後，30分以内は歯を磨かないほうがよいという話を聞きましたが，先生の見解はどうでしょうか？

酸蝕を起こしやすい食べ物や飲み物を，食後などに多く摂取した場合には要注意だと考えます．また，就寝前に炭酸飲料などをチビチビ（15分以上というデータがあります*）飲んだ後のブラッシングも要注意です．

しかし，通常の食べ物では，酸蝕よりも齲蝕のほうが心配なので，すみやかにブラッシングすべきでしょう．

(* Johansson AK, Lingström P, Imfeld T, Birkhed D. Influence of drinking method on tooth-surface pH in relation to dental erosion. *Eur J Oral Sci.* 2004；**112**（6）：484-489)

索　引

■あ行

アブフラクション　26, 28, 30, 62, 72
悪習癖　75
一次性咬合性外傷　10, 16
エクストルージョン　51
エナメル質のチッピング　62
炎症のコントロール　8, 20, 48
オーバーインスツルメンテーション　56
オーバーブラッシング　26, 31, 56
オーバーロード　60
オクルーザルタイプスプリント　76
横破折　48

■か行

化学的コーティング　59
過剰負荷　60
噛みしめ　60, 62, 64, 67, 77
開口時クリック音　24
開口障害　65
外傷性咬合　16, 19, 32
顎関節機能異常　65
顎関節障害　60
亀裂線　38
機械的コーティング　59
機能咬頭　12, 13
楔状欠損　28
逆行性歯髄炎　18
クラック　38, 62
クレンチング　32, 56, 60
グラインディング　56, 60
グラインディングタイプ　67, 77
食いしばり　60, 64
ケア型医療　48
コーピングクラウン　71, 72
コンデンシングオスタイティス　62
行動療法　23
咬合紙　14
咬合性外傷　10, 13, 16, 19, 28, 67
咬合線　24, 62
咬合調整　12, 16, 19, 51, 64

咬合痛　62
咬頭内斜面　11
咬耗　24, 26, 38, 62
骨隆起　30, 40, 43, 51, 62, 70
根尖性歯周炎　17
根面デブライドメント　33

■さ行

作業側　12
作業側接触　13
再植　46
酸蝕　26, 29, 56
シャイニースポット　62
ジグリングフォース　28
支援ケア　8
歯冠破折　38, 39
歯頸部コーティング法　59
歯根破折　40, 42, 44, 47, 53
歯根膜腔の拡大　10
歯根未完成歯　53
歯痕　62
歯周基本治療　8
歯肉の透明度　20
歯肉退縮　62
歯列接触癖　22, 24, 67, 75
術者可撤性ブリッジ　70, 71
初期感染予防　48
初期固定　48
上行(昇)性歯髄炎　18
縦破折　48
食片圧入　14, 15
スタビライゼーション型スプリント　64, 66, 76
スプリント　18
水平破折　48, 52
垂直性骨欠損　15
垂直破折　48
セメント質剝離　26, 32, 33, 34
舌圧痕　62
線条痕　39
全帯環コア　45, 47
ソフトタイプスプリント　66, 75
早期接触　10, 12, 64
早期発見型歯周病　19

■た行

タッピング　56

チッピング　72
知覚過敏　56, 62
力のコントロール　8, 48
中心咬合位　13
ディープバイト　76
デブライドメント　8, 11, 19, 20
トゥースウェア　26, 56
ドライマウス　76
動揺　62
動揺歯　12

■な行

ナイトガード　52, 64, 65, 74, 77
二次性咬合性外傷　10, 16, 19, 68

■は行

ハードタイプスプリント　65, 75
バランシングコンタクト　11, 13, 64
パラファンクション　11, 28, 39
歯ぎしり　60
破折歯　46, 49, 51, 52
破折線　62
抜歯の原因調査　40
非定型性歯痛　22
フードインパクション　12, 14
ファイバーポスト　54
ファセット　24, 38, 40, 62
フィステル　40, 43, 44, 51
フェルール効果　55
フッ化物塗布　58
フレアアウト　67, 68
フレミタス　12, 14, 50
ブラキサー　66
ブラキシズム　60
ヘアラインフラクチャー　62, 66
平衡側干渉　13
平衡側接触　13
偏心性咬合　31
偏心性咬合圧　28, 39

■ま〜わ行

マージン部の破折　62

マウスピース　64
摩耗　26, 29
磨耗性病変　28
メインテナンス　8, 48, 72, 74
隣接面齲蝕　31
ルーダーの線条　67
レジンコア　54, 55
ロングスパンブリッジ　70, 72
ワンタフトブラシ　20

■欧文

articulating paper　14
ascending pulpitis　18
attrition　38
balancing side　12
cementum detachment　26
clenching　60
condensing osteitis　62
crown fracture　38
debridement　11
equilibration　28
extrusion　45
food impaction　12, 14, 15
functional cusp　12
hypersensitivity　56
Lindhe　8, 16
occlusal prematurity　12
parafunction　11
PMTC(professional mechanical tooth cleaning)　8, 20, 48, 75
Polson　16
premature contact　12
root fracture　38, 40
root length　12
root volume　12
SPT(supportive periodontal therapy)　8, 9
TCH(tooth contacting habit)　22, 24, 67, 75
TMD　60, 65
tooth wear　26
vital test　17
working side　12

参考文献

1) MaCoy, G.: Dental compression syndrome: A new look at an old disease. *Journal of oral implantology*, **XXVl**: 35～49, 1999.
2) MaCoy, G., 筒井昌秀 訳閲: Dental compression syndrome と咬合治療. ザ・クインテッセンス, **13**(4): 783, 1994.
3) 古谷野 潔ほか: 入門咬合学. 医歯薬出版, 2005.
4) 日本歯周病学会編: 歯周病専門用語集. 医歯薬出版, 2007, 26, 36.
5) アメリカ歯周病学会編: AAP歯周治療法のコンセンサス. クインテッセンス出版, 1989, IX～34.
6) 日本歯周病学会編: 歯周病の検査・診断・治療計画の指針2008. 日本歯周病学会, 2009, 12.
7) Niklaus, P., Lang, N. P., Lindhe, J.: Clinical periodontology and implant dentistry, 5th ed. Wiley Back well, 2008, 767.
8) 内山 茂, 波多野映子: SPTにおける歯肉縁上・縁下のプラークコントロール. デンタルハイジーン別冊/歯周治療におけるメインテナンス. 56～71, 2007.
9) Ramfjord, S.ほか: オクルージョン/咬合治療の理論と臨床(第3版). 医歯薬出版, 1986, 397.
10) 山本浩正: レビュー・ザ・ペリオ. クインテッセンス出版, 2000, 261.
11) 木野孔司: 顎関節症の増悪因子としての歯列接触癖. 日本歯科医師会雑誌, **60**(11): 6～14, 2008.
12) 木野孔司, 斎藤 博: 歯列接触癖(TCH)を知っていますか?. 歯界展望. **118**(2): 304～315, 2011.
13) 井川雅子, 今井 昇, 山田和男: 口腔顔面痛を治す. 講談社, 2009, 48.
14) 小林賢一ほか: 歯が溶ける/酸蝕の臨床像とその予防. 歯界展望, **106**(6): 1118～1142, 2005.
15) Robert, J., Cronin, Jr., David, R.C., 小林賢一訳: 重篤な歯列のtooth-wear. 歯界展望, **101**(2): 245～265, 2003.
16) MaCoy, G.: The question of an equilibration. Tsurumi University, 2003.
17) 丸森英史ほか: セメント質剥離の臨床像と考察. 歯界展望, **97**(6): 73～98, 2001.
18) 内山 茂: 月刊 内山 茂/ケア型医療・診療室発. デンタルダイヤモンド社, 2007.
19) 下野正基ほか: 治癒の原理. 医歯薬出版, 1988, 214.
20) 福島俊士, 坪田有史: 今, 支台築造をどう考えるか. 日本歯科医師会雑誌, **63**(2): 6～15, 2010.
21) 谷口威夫: ブラキシズム. 日本歯科医師会雑誌, **53**(3): 27～33, 2000.
22) 仲村裕之: 過度の咬合力の為害性とそのコントロールの試み. 日本歯科医師会雑誌, **60**(2): 40, 2008.
23) 佐藤直志: 歯周補綴の臨床と手技. クインテッセンス出版, 1992, 304.
24) Rosenberg, M.M., 山岡昭監訳: カラーアトラス歯周補綴. クインテッセンス出版, 1998, 329～331.
25) 内山 茂: メインテナンスからみた補綴設計/コーピング・クラウンの応用. 歯界展望, **99**(6): 1255～1270, 2002.
26) 筒井照子ほか: 力を読む歯科臨床. 歯界展望, **113**(4): 626～637, **113**(5): 818～845, **113**(6): 1036～1059, **114**(1): 142～149, 2009.
27) 鈴木祐司ほか: 垂直性歯根破折/長期経過抜髄歯に起こる垂直歯根破折の特徴と内部要因. 歯界展望, **115**(4): 613～648, 2010.

あとがき

　僕が歯科医としてスタートしたころはスタディグループ全盛の時代だった．それに属していない勤務医や開業医は不勉強のレッテルを貼られるから，皆がこぞっていくつものスタディグループに入り，いわゆる研鑽を積んでいた．もちろん僕もその一人だった．
　ある時，慣れないながらも"満を持して"発表したケースレポートに，会員の一人がこんなコメントをした．「君の話は木を見て森を見ずだね！」．ショックだった．自分がとても小さい人間に思えて情けなかった．
　以来30年．はたしていま，僕には森が見えているのだろうか？

　本格的な執筆活動は「PMTC」（医歯薬出版，1998年）から始まった．その後，内容は口腔ケア，SPT，デブライドメント，そして力のコントロールと続き，臨床論文ながら執筆数は30編を超えた．思えば，小さな木の手入れから始まって，より大きな森を見ようと必死にあがいてきた結果のような気もする．きっとそれが自分のスタイルなのだとも思うし，そんな森の見方もあってよいのではないかとも思う．
　本書も1本の木の傷み方にこだわりすぎたかもしれないが，ここは「子規の病牀六尺の例もあるし……」と開き直って，小さき世界の無限の可能性を読者諸氏に読みとっていただければ幸いに思う．

　年齢から考えて，おそらく本書が私の最後の著作本になるだろう．長年ささえてくれたスタッフに感謝しつつも，本書はやはり私の妻と3人の子どもたちに捧げたいと思う．

2012年　7月31日　　　　　　　　　　　　　　　　　　　　　　　　　内山　茂

【著者略歴】

内山　茂
うち　やま　　しげる

1952年　新潟県に生まれる
1977年　東京医科歯科大学歯学部卒業
1984年　埼玉県所沢市開業（2013年まで）
1998年　東京医科歯科大学臨床教授
2013年　東京医科歯科大学臨床研修医指導医

〒112-0011　東京都文京区千石4-25-8
Tel & Fax：03-6912-1150
E-mail address：ij9s-ucym@asahi-net.or.jp
Home Page URL：http://www.asahi-net.or.jp/~IJ9S-UCYM/

力の本
Dental Overload Syndrome

ISBN978-4-263-44367-5

2012年7月20日　第1版第1刷発行
2018年1月20日　第1版第8刷発行

著　者　内　山　　　茂
発行者　白　石　泰　夫
発行所　医歯薬出版株式会社
〒113-8612　東京都文京区本駒込1-7-10
TEL.（03）5395-7638（編集）・7630（販売）
FAX.（03）5395-7639（編集）・7633（販売）
https://www.ishiyaku.co.jp/
郵便振替番号 00190-5-13816

乱丁，落丁の際はお取り替えいたします．　　　　印刷・真興社／製本・明光社
© Ishiyaku Publishers, Inc., 2012.　Printed in Japan

本書の複製権・翻訳権・翻案権・上映権・譲渡権・貸与権・公衆送信権（送信可能化権を含む）・口述権は，医歯薬出版（株）が保有します．
本書を無断で複製する行為（コピー，スキャン，デジタルデータ化など）は，「私的使用のための複製」などの著作権法上の限られた例外を除き禁じられています．また私的使用に該当する場合であっても，請負業者等の第三者に依頼し上記の行為を行うことは違法となります．

JCOPY　<（社）出版者著作権管理機構　委託出版物＞
本書をコピーやスキャン等により複製される場合は，そのつど事前に（社）出版者著作権管理機構（電話03-3513-6969,FAX 03-3513-6979,e-mail：info@jcopy.or.jp）の許諾を得てください．